怒りにとらわれないマインドフルネス

MINDFULNESS FOR ANGER

藤井英雄
瞑想歴40年の精神科医

HIDEO FUJII

大和書房

雨ニモマケズ
風ニモマケズ
雪ニモ夏ノ暑サニモマケヌ
丈夫ナカラダヲモチ
慾ハナク
決シテ瞋ラズ
イツモシヅカニワラッテヰル

宮沢賢治著　『雨ニモマケズ』より

はじめに

「怒り」をマインドフルにとらえれば、何事もうまくいく

宮沢賢治の『雨ニモマケズ』は私の大好きな詩です。どんな困難にも負けない心と、健やかな身体。「瞋ラズ」とは「イカラズ」と読み、怒らないという意味です。怒ることなく、いつも優しく微笑んでいる。小学生のころに教科書で読んだ、この詩の中にあふれる宮沢賢治の精神に心が震えた人も少なくないのではないでしょうか。

しなやかで力強い精神、どんなことにも動じない心、そして困っている人を助けたいという慈悲の心……。そうありたいと願いながらも、

・感情的になってしまう

- **突発的・衝動的に行動してしまいそうになる**
- **ふとした時に何度も思い出してはイライラする**
- **苛立った気持ちが長引く**
- **不平・不満がとまらない**

誰だって怒りたくありません。しかし、私たちを悩ます問題は身のまわりにたくさんあり、私たちを待ってはくれません。「誰も傷つけたくない」「本当は怒りたくない」。そう思っては悩み、ずっとモヤモヤする。怒りの気持ちをおさえようとしてもおさえられません。

一方で、**「どうして理解してくれないのだろう」「なぜ、わかってくれないのだろう」**と思うこともあります。自分が悪いわけじゃないという思いがふつふつとわいてきて、自分の気持ちとは裏腹に、相手を傷つけてしまうのです。

しかし、怒ることでもっとも傷つけているのは自分自身でもあります。怒りは相手を傷つけ、自分自身も大きく傷つける。その傷が癒えないうちにまた新たな怒りで傷をかきむしる。

多くの人はこんな思いをしたくないと「怒らない方法」を模索します。怒らないために自己啓発書を読んだり、生活習慣を変えてみようとしたり、深呼吸して怒りを鎮めようとしたりする人もいるでしょう。しかし怒りを完全になくすことはできません。

のちほど説明しますが、そもそも怒りとは、自分自身を守るための反応ですから、なくそうとすること自体無理な話です。**怒りの感情をもつことを否定するのではなく、怒りをうまくコントロールすることが大切なのです。**

怒りによく効く「マインドフルネス」

怒りはどのようにコントロールするのでしょうか。これまで私は精神科医として多くの人の心のケアに携わる一方で、過去40年間にわたり、瞑想を続けてきました。これまで私自身も、自分の怒りの感情に振り回され、そのことで自己嫌悪に陥る毎日を過ごしました。しかしそれも瞑想、ことマインドフルネスによって緩和してきました。

マインドフルネスとは、「今、ここ」に生きることであらゆるネガティブ思考を客観視して手放し、ネガティブ感情を癒すとても素晴らしいツールです。古くはお釈迦さまの悟りにルーツをもち、仏教の枠組みの中で座禅や瞑想として伝えられ、近年では一流企業や最新の心理療法などにも取り入れられています。

たくさんの方々に浸透し始めているマインドフルネスですが、怒りにおいては「マインドフルネスになっても、すぐに怒りが戻ってきてイライラしてしまう」という人がたくさんいると聞きます。

怒りという感情を切り離すことは非常に難しいことです。また、怒りは客観視が非常に難しい感情です。それゆえ怒りに巻き込まれてしまうと我を忘れてしまいやすいのです。**マインドフルネスを駆使して怒りを手放すことができても、すぐに手放したはずの怒りが戻ってきてすぐにイライラしてしまい、他人にぶつけてしまうこともしばしばです。**

怒りには、悲しみや恐怖などといった感情にはない特殊な事情があります。それを知らずに、怒りを鎮めようとしても無理なのです。怒りを鎮めるにはテクニックも大切ですが、もっと根本的に、解決の糸口を知らなければいけません。そこで、そのことを端的にお伝えしているのが第1章です。

とはいっても、その場の怒りを鎮めたいという方もおられます。今この場の怒りに対処したい、怒りを解消したい。そう言った方はどうぞ第2章からお読みください。第2章では「マインドフルネスとはどういったものか」も説明しております。

第3章では、怒りを感情エネルギーの流れととらえ、「悲しみ」「恐れ」から発生した「怒り」をさらに「喜び」や「思いやり・愛・慈悲」にまで高める画期的なアイデアを紹介します。

自分が怒ってしまったときに、マインドフルな状態になって相手に自分の気持ちを伝える方法を第4章で、怒っている相手の怒りの感情に巻き込まれずに、相手の怒りを聞く方法を第5章で具体的に紹介していきます。

第6章では実際にあった事例をもとに、怒りを元から絶ち、喜びや愛にまで高めるときにマインドフルネスをどのように使えばよいのか、かゆいところに手が届くように解説しました。

各章の簡単な紹介

「人がなぜ怒ってしまうのか」など 怒りの仕組みを知る	第1章へ
「マインドフルネスとは何か」を知る 今、この瞬間の怒りの鎮め方を知る	第2章へ
「怒りが長引く」「思い出してイライラする」 などの怒りをなくす方法を知る	第3章へ
相手を傷つけず、 わかってもらう方法を知る	第4章へ
怒っている人と うまく付き合う方法を知る	第5章へ
物語形式で、 マインドフルネスを実践的に知る	第6章へ
自分の怒りを書き出して、 自分の怒りのパターンを知る	第7章へ

また第7章では、マインドフルネスの機会をより増やす試みとして「アンガーダイアリー」を提案しました。より客観的に怒りに向き合えるようになるでしょう。

瞑想と聞くとちょっと敷居が高いと思われるかもしれませんが、そんなことはありません。**手軽にできて日常生活に活かせるマインドフルネスは1日たった10秒でいいのです。**

マインドフルネスという素晴らしい叡智を使って、「怒り」を「思いやり」や「喜び」の感情へ変化することが本書の目標です。それでは始めましょう。

藤井英雄

第1章 怒りたくないのに怒ってしまうわけ

第2章 怒りをあるがままに見つめる

第３章

本当の怒りを知り、解消する

第4章

怒りを遠ざけ、思いを伝える

第5章 相手の怒りを受け止める

第6章 マインドフルネス・ストーリー

第7章

アンガーダイアリーで記録する

第1章

怒りたくないのに怒ってしまうわけ

身体のメカニズム、
怒りの原因を知ることは
最善で最短の解決策。

怒りとは何か

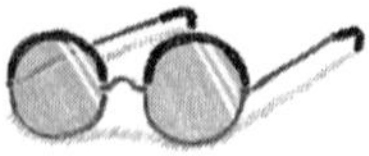

怒りと聞いてどんなことをイメージしますか？

・真っ赤な顔
・大声で怒鳴る
・感情的になる
・理性を失う
・失敗する
・後悔、懺悔
・暴力と怪我
・突発的な犯罪の引き金

いずれにしてもあまりよいイメージではないでしょう。怒りで人間関係を破壊した人はたくさんいます。この本を手に取ったということはあなたもその一人かもしれません。もしそうならきっと「もう二度と怒らない」と決心したことでしょう。

しかしその尊い決意はいずれ忘れられ、ハッと我に返ったときにはまた怒りに身をまかせています。目の前には怒られて傷ついた人がいて、そしてあなたには後悔が強く残ります。

一方、怒っているときにはこんな変化が身体に起こっています。顔から血の気が引いて、血圧が上がり、脈が速くなって、口の中が渇き、筋肉は緊張し、身体は震え、頭は真っ白……。

怒っている状態とは、交感神経の緊張状態です。交感神経と副交感神経をあわせて自律神経といい、交感神経は興奮に、副交感神経はリラックスに関係する神経です。緊張状態では、脳の中でアドレナリンやノルアドレナリンが分泌されており、興奮している状態です。いわば、通常とは異なったエマージェンシーモードなのです。

まとめ

怒ることで生じる身体の変化は非日常

本能が呼び起こす「怒り」

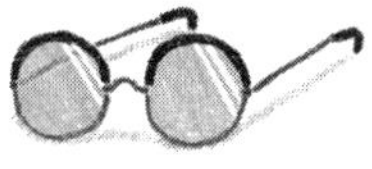

こうした怒りによる身体の変化は本能の名残りとも言われています。**目の前に敵が現れたとき、生き残るために身体は闘争するか逃走するか、もしくは身体の痛みとダメージを防ぐために守りを固める準備を瞬時に始めます。**どの反応を選んだとしても、筋肉の力を最大限に発揮するために最適な身体の状態をつくっているのです。

一般的には危険を感じる敵に対して身体が見せる反応で、このような動きを「闘争するか逃走するかすくむか反応(fight-or-flight-or-freeze response)」と呼びます。

この中で一番危険なのは恐怖のために身体がすくんでしまうことです。恐怖に飲み込まれてすくみ上がっていては敵のなすがままになります。動物どうしなら食べられてしまいます。

「窮鼠《きゅうそ》猫を噛む」という言葉のとおり、最初はおそろしい猫から逃走しても、やがて追い詰められたネズミは、逆に猫に噛みつき活路を見出そうとします。これが闘争です。

現代人にもその名残りがあり、目の前に敵が現れたら交感神経が緊張し、アドレナリンが出てきます。戦いの準備です。それが怒りとして現れるのです。

まとめ

怒りは現代人が持て余す
本能の名残り

怒りは本来、役に立つもの

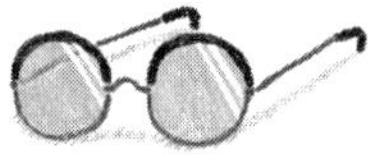

目の前にあなたの大切なものを奪おうとする敵がいるときや、牙をむき出しにした大きな犬がいて噛まれそうな危険が迫っているときには怒りとアドレナリンが役に立ちます。緊迫した場で心穏やかにリラックスしていては大変なことになってしまうでしょう。**では、本来自分を守るための反応であるにもかかわらず、その怒りが現代人を苦しめるのはなぜでしょうか。**

そもそもアドレナリンにも長所と短所があります。長所は前述したとおり、危機に際して戦いに役立つということですが、短所でいえばアドレナリンによる効果は短時間に限られる点でしょう。長時間になれば血圧上昇、脳血管障害、心筋梗塞、免疫力の低下、血糖の上昇と糖尿病、胃潰瘍などありとあらゆる病の原因ともなります。とはいえ、ストレスがすぐそばにいるような時代です。緊張状態が続くのも無理もないのです。

大切なことは、敵が目の前にいなくなったら、緊張した状態を解放してあげることです。「あんなこと言われた」と過去を振り返っては怒り、「今度会ったらただではすまさない」と未来にまで怒りを引きずってしまおうとするのは心身の健康にとって重大な損害をあたえます。もともと命を守るための怒りが生命を奪おうとする。これでは本末転倒なわけです。

まとめ

怒りはうまく
ハンドリングする必要あり

怒りを なくすことはできない

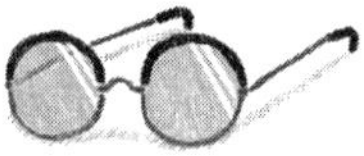

そもそも、現代人においては、どうして怒りは生み出されるのでしょうか。怒りが生まれなければこんなに苦しむこともないはずです。

どんな人の人生にもその人にとって人生を豊かにするものがあります。生命、お金や財産、地位、名誉、名声、時間、自由、自尊心（自己肯定感）、リラックス、愛情あふれる人間関係、達成感などがそうです。そしてそれらを失うこともあります。失うことで恐怖や悲しみ、不快や怒りを感じるのです。現代人が自分自身の生命や肉体を維持・発展していこうと競争する限り、こうしたことから逃れることは困難です。生きていく上では、自分自身の生存にとって善きものを求め、悪しきものには関わらないことが何にもまして大切なわけです。

この善きものを奪われそうな場面で「そうはさせじ」と反抗したり、「どうしてくれるんだ」と恨んだり、復讐を企てたりするときに怒りを感じます。悪しきものを押しつけられそうになったときも同様に怒りがわいてきます。**自分自身を守るためには、この怒りを捨て去ることはできません。**

しかしこの怒りを振り回すことで人を傷つけ、さらに自分自身をさいなみます。怒りが発生しないようにできたらいいのですが、それは無理なことです。生きている以上、自分にとって悪いもの、有害なものと関わらないようにすることなど不可能だからです。怒りから逃げるのではなく、うまく向き合う必要があるのです。

まとめ

「怒らない」ではなく、どう怒るかが大切

怒りは「今、ここ」の感情

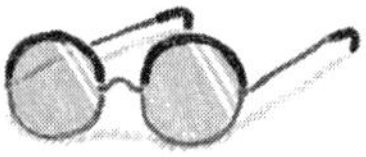

生きている上であなたにとって善きものが奪われるとき、悪しきものを押しつけられそうなとき、怒りはわいてきます。こうした関係から、怒りとは、「今、ここ」の感情ではないかと考えるようになりました。敵が目の前にいて、自分の大切なものを奪おうとしているときを考えてください。そうはさせるものかと発奮するときの感情は「怒り」ではないでしょうか。**怒りとはこの瞬間の感情なのです。**

実際私が診療している患者さんでも、怒りをあらわにするときは、「今、ここ」の感情であることが多いと思います。「今、この瞬間」に怒りを感じているのです。

過去のことなのに怒ることもありますね。「あのとき、こんなことを言われた。

腹が立つ」と、過去の出来事であっても怒っているときは過去の記憶をまざまざと思い出しています。しかし体験は過去でも意識の中では「今、ここ」で思考しているのです。

「今度会ったらこう言い返してやろう」と想像してイライラしているときなどは、まさに「今、ここ」で想像しているのです。

過去の体験や未来の想像をして「今、ここ」で怒ること、実はそれはメンタルヘルス上、とてもよくないことなのです。

まとめ

怒りは過去や未来には存在しない、リアルな感情

悲しみが
怒りに変わる

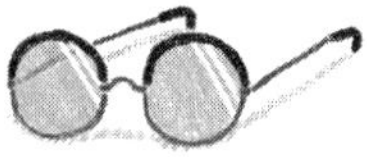

善きものを奪われてしまい、取り返しがつかない状態になったとき、あなたはどんな感情を覚えるでしょうか。

愛する者を失ったとき、とても悲しい気持ちになるでしょう。事業に失敗して財産を失ったとき、不名誉な出来事で評判が地に落ちたとき、重い病気に倒れ健康を失ったときには絶望に打ちひしがれた、悲しい気持ちになるはずです。

悲しみに沈むとき、自分がとてもちっぽけで頼りない存在に思えます。そのときの感情は「怒り」ではなく「悲しみ」です。**怒りが「今、ここ」だとすれば、悲しみとは過去に向かう感情といえるでしょう。**

ただ、すでに失ってしまったものに対して怒りが出ることもあります。悲しみに沈んで頼りないままでいるよりも、何かに対して怒っていたほうが大きく強い存在に思えます。具体的に敵を想定できなければ神を持ち出してののしることさえあります。

「事業の失敗はあいつのせいだ」
「なぜ自分を捨ててあいつのもとへ……」
「おお、神よ……なんでこんな悪運に見舞われなくてはならないんだ」

悲しみに沈んでいるよりも、何かに対して怒っているほうがエネルギーを感じることもできます。**悲しみをもとに怒りが発生していることがあるわけです。**

まとめ

悲しみは怒りへと変化する

恐れが怒りに変わる

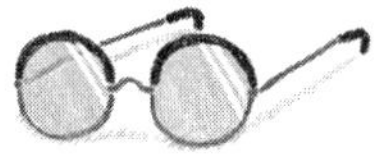

怒りが「今、ここ」で、悲しみが過去なら、未来に向かう感情は「恐れ」です。

「失敗しそうだ」「投資を失うかもしれない」「叩かれるかもしれない」「大切な人を失ったらどうしよう」と心配するとき、不安、恐怖といった感情が発生します。まだ起きてもいないことに対して恐れるのは、多くの人がもつ恐怖です。恐怖は未来に心が向かっているときに感じるものなのです。

夫婦喧嘩で追い詰められ、逆切れする夫。はじめは弱かった立場の人も、追い詰められていくことで、恐怖から怒りに転換して窮地を脱しようとしている反応といえます。まさに窮鼠猫《きゅうそ》を噛むような例ですね。

またテレビ番組などでも騙された有名人の方が、ネタバラシで怒り始めるようなところも同じです。恐怖や不安から転じて怒りがわいてくるのです。

恐怖にわしづかみにされているときや、悲しみに沈むときには自分はとてもちっぽけで弱い存在に思えてしまいます。その反面、悲しみや恐怖から怒りに転じたときには大きく強い存在に思えるのです。

ちっぽけな自分と大きな自分。弱い自分と強い自分。どちらが心地よいでしょう。**心地よい状態のために悲しみや恐怖は容易に怒りに変化するのです。**怒りとはこのように元の感情、すなわち一次感情から派生した二次感情であることが多いのです。

まとめ

自分を守るため、恐怖は怒りに変化する

どうして怒りがやっかいになるのか

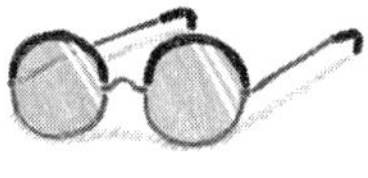

昔から怒りを鎮める方法はいろいろと研究されています。怒りはアドレナリンや交感神経の緊張と関係があります。ですから交感神経を鎮めたり、副交感神経（交感神経を抑える自律神経）を強めたりして怒りを抑えようとする試みがあります。

たとえば「深呼吸」や「腹式呼吸」です。怒りで呼吸は速くなったり、浅くなったり、ときには止まったりします。その反対に呼吸を止めずにゆっくりと大きく呼吸すれば交感神経は鎮まります。当然、怒りもおさまるのです。

また、交感神経の緊張により筋肉は緊張しますから、ストレッチなどして筋肉を伸ばしてやれば、リラックスして気持ちも穏やかになることでしょう。ただそれだけで本当に怒りから解放されたでしょうか。多くの人は、やがて無意識のうちに怒りが戻ってくることを経験したでしょう。

同じことを何度も考えてイライラしてしまう！　それが怒りのやっかいなところです。怒りには原因があります。その原因を解決しない限り怒りは無くなりません。

さらにもうひとつ、「怒りは快感であり、癖になる」というやっかいな問題があります。

「怒りが快感」と聞くと疑問をもつ人もいるかもしれません。そこで誰か怒っている人をイメージしてみるとわかりやすいでしょう。

烈火のごとく怒っている人は暴君のようです。誰も逆らえないような雰囲気になります。怒りに巻き込まれる人は言い返すことはもちろん、逆らえるわけもありません。ですので、怒っている間の当人にとって、その場を支配できているのです。当然、そうした状況はゆがんだものですし、間違った認知でもありますが、ある種の人、すなわち自己肯定感が弱い人にとってこの「支配できている」状態は快感になります。快感は癖になりやすく、それゆえ怒りは癖になりやすい、というわけなのです。

繰り返し怒るとは、実はそういった悪しき循環があったわけです。

まとめ

怒りたくて
怒っている人がいる

怒りに隠された自己の弱さ

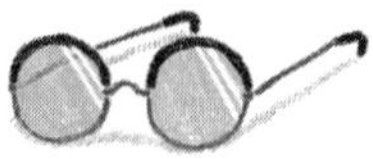

感情の中でも最もやっかいな怒り、その根本的な原因は自己肯定感の弱さです。

自己肯定感が弱い人は傷つきやすく、それがゆえに「悲しみ」「恐れ」などのネガティブ感情を感じやすくなります。そして自己肯定感の弱さから生まれる悲しみや恐れこそ怒りの原因なのです。

もうひとつ、自己肯定感が弱い人は自分がとてもちっぽけで弱い存在に思えています。それが怒っているときだけ大きく強い存在になれます。実はそれも単なる錯覚なのですが、いつもはちっぽけで弱い自分が怒っているときだけ大きくて強くなれるとしたら……。それはきっとものすごい快感ですよね。

お客さまとして理不尽な要求をするクレーマー。立場の弱い人にパワハラやモラハラを繰り返す人とか、今まで親の言うことを聞いていたのに、思春期になって反抗しだした子ども。お酒の力で普段言えないことを言い出すような人。これらの人も同じメカニズムです。

さて、自己肯定感が弱いことが怒りの原因なのですから答えは簡単です。自己肯定感を強めればいいのです。**この本では、怒りを鎮めるマインドフルネスが自己肯定感をも強める効果があることを明らかにします。**

まとめ

自己の弱さを補うための
怒りに終止符を打つ

怒りを消滅する、10秒投資

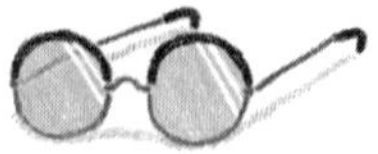

怒りのピークは6秒という説があります。だから怒りのピークが過ぎるまで6秒数えると効果があるといいます。このほかにも多くの説があるようですが、**大切なことは「怒りのピークはそんなに長く続かない」ということでしょう。**怒りによるアドレナリンのピークが6秒という人もいますが、この6秒という時間はむしろマインドフルネスと関係があると私は感じます。

マインドフルネスとは「今、ここ」の現実を客観視してネガティブ感情を癒す、とても素晴らしいツールです。詳しくは次章で解説しますが、マインドフルネスの状態に留まるとき、怒っている自分は客観視されて怒りは急速に鎮静していきます。怒っている最中にハッと我に返って怒りが鎮まるような体験をした方もいるでしょう。

怒っているときに6を数えるためには、自分が怒っていることを客観視する必要があります。すなわち、ハッと我に返ってマインドフルにならなければ数を数えることさえ思い出せないでしょう。

逆に、6数えることを思い出した時点で、もうマインドフルネスが始まっています。さらに怒っていることに気づき6数えている最中はマインドフルネスを継続しているともいえるのです。深呼吸するとかその場を離れるなどの対処法も同様です。つまり、怒っているときに数を数え、深呼吸し、その場を離れることを通じてマインドフルネスを鍛えることができるのです。

私は、前著の『1日10秒マインドフルネス』（大和書房）にて、マインドフルネスの基礎トレーニングとして10秒マインドフルネスを提唱しました。一瞬のうちに失われてしまうマインドフルな気づきを意図的に10秒間継続することでマインドフルネスの力をつけるというものです。この方法は怒りのコントロールに非常に効果的です。

「今、自分は怒っている」とマインドフルに気づくのは一瞬でことたります。しかしその気づきはすぐに失われ、怒りに引き戻されてしまいます。同じ怒りを繰り返さないためには10秒マインドフルネスがとても役に立つのです。**怒りをコントロールし、さらにマインドフルネスの練習にもなる10秒マインドフルネスはまさに一石二鳥なのです。**

まとめ

10秒だからこそ、その効果は絶大

第２章

怒りを
あるがままに
見つめる

怒りで人を傷つける前に、
マインドフルネスの
エクササイズで鎮める。

マインドフルネスとは何か

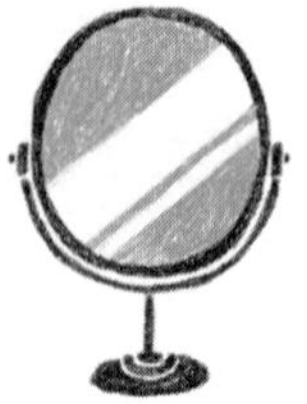

マインドフルネスは「今、ここ」に生きることでネガティブ思考を客観視して手放し、ネガティブ感情を癒します。お釈迦さまの悟りの心をルーツとして仏教の枠組みの中で瞑想や禅として伝えられてきたマインドフルネスは、多くの人の生活に根づき始めたように思います。改めてマインドフルネスというものを説明しましょう。

マインドフルネスの要点は「今、ここ」の気づきです。マインドフルネスとは「今、ここの現実にリアルタイムかつ客観的に気づいていること」と私は定義しています。

「今、ここ」の現実とは、たとえば目の前にあるものを眺めているのなら「自分が目の前にあるものを眺めている」というのが現実です。リアルタイムに気づくとは「ああ、自分は今、ここでこれを眺めているのだなあ」と気づいていることです。**客観的に気づくとは「これはきれいだ、好きだ、汚い、嫌いだ」などの価値判断を入れずに見ているということです。**

もう一歩進んで考えてみます。捨ててあるゴミを見て「汚いなあ。誰だ、こんなところにゴミを捨てた奴は！」と価値判断して嫌な気持ちになってしまったら？

その場合は「あ、自分は捨てた人を責めてるなあ」と考えていることを客観視できていたらマインドフルネスです。価値判断してしまった自分の思考自体には価値判断を入れずに客観視できればその時点でマインドフルネスに戻ります。

さらにもう一歩進めます。「マインドフルネスを練習しているのに、ゴミを見て批判してしまった。全然集中力がない……。自分はなんてダメなんだ」と考えてしまったとしたらどうでしょう。

その場合は「なるほど、自己嫌悪してしまったんだね」と、自分の価値判断を含む思考を客観視できれば、その時点でマインドフルネスに戻っています。

マインドフルネスに戻りますと書きましたが、ゴミを見て「こんなところにゴミを捨てた奴は誰だ」と考えた瞬間や「自分はダメだ」という思考や自己嫌悪が出た瞬間は「今、ここ」の気づきを失ってマインドレスネスであったということです。

ちなみにマインドレスネスとは「今、ここ」のマインドフルな気づきを失い、価値判断にとらわれている状態です。

まとめ

「今、ここ」にリアルタイムかつ客観的に気づくことが第一

マインドフルネスなしに、怒りはおさまらない

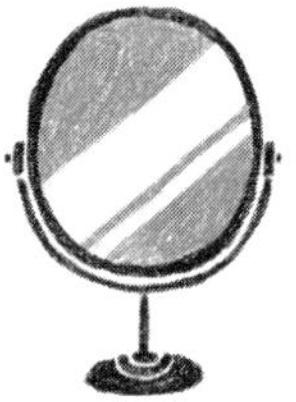

マインドフルネスが良くてマインドレスネスが悪いわけではありません。たとえば勉強や読書、面白い映画を見ているときなど生産性の高いことや有意義なことをしているなら「今、ここ」の気づきがなくても特に問題はありません。

たとえば、一心不乱に勉強していてふと気づくと3時間もたっていたり、感動的な映画に感情移入していつの間にか泣いていたりしたとしても、それは自己肯定感を弱めたり損《そこ》ねたりするわけではないということです。

ただ、もしも悲しみや恐れ、怒りなどのネガティブな感情にいつまでもマインドレスにとらわれていたとしたら、自己肯定感は少しずつ弱くなっていきます。

汚いゴミを見た瞬間に「汚い！」と思ったり、人を責めていることに気づいた瞬間に「ダメだ」と考えてしまったりするのはごく自然なことです。あるがままの自分の感情を感じているだけだからです。

しかし、「汚いと思ってはいけない」とか「人を責めちゃダメ」とか考え始めてしまったら、さらにダメという禁止令が増える一方です。このネガティブ・ループにはまったら大変です。そのようにクヨクヨし続けたりすることが自己肯定感を弱くしてしまう最大の原因なのです。

マインドフルネスはあるがままの自分を否定しません。どんな自分が出てきても「そう考えたんだ」「そう感じたんだ」と理解し、見つめていくだけです。客観的に気づかれたネガティブ思考やネガティブ感情はパワーを失います。「怒っていたけどハッと我に返った瞬間に怒っていた自分が冷静になった」という体験は誰もがしているはずです。

繰り返すネガティブは、自己肯定感も下げる

汚いゴミを見て汚いと思うところは、自分の身を守る種類のものですから解除するのは難しいでしょう。むしろ無くしてしまうことのほうが問題です。危険なものを危険と感じることができなくなれば命に関わってしまいます。

ただ、ゴミを捨てた後やその場を離れた後にまで「あのゴミは汚かった」と考え続けるならそれは無駄なことです。 さらに「捨てたのは誰だ！」「自分はダメだ」と考え続けると、頭の中で自分と他人を批判する言葉が何度もこだまし、自己肯定感を弱めるもとになるのです。

では何度も考えないようにしたらいいのではないかと思うかもしれません。しかし、自分にとって有害な思考について考え、それを遠ざけようとしているのですか

ら、かえって考えてしまうことになります。

しかも、マインドレスに考えているときに、考えないようにすること自体が思いつきません。「そうだった、考えないようにするんだった」と気づくのはマインドフルネスになれたときだけです。気づきがないときには行動と思考の自由はないのです。

そして何度も何度も考えたことは潜在意識に浸透していきます。**こうして他人を批判する傾向と自己嫌悪がどんどん上書きされて強固なものとなり、自己肯定感が弱くなってしまいます。**

まとめ

マインドフルネスが
ネガティブを断ち切る

自己肯定感が弱い人ほど気づかない

ストレスやプレッシャーの真っただ中でマインドレスにネガティブなことを何度も考えてしまうと、潜在意識にネガティブが浸透し、自己肯定感を弱めます。そこで、そうはさせまいとポジティブ思考することができればそれに越したことはありません。

しかしストレスやプレッシャーの中でポジティブ思考ができる人はすでに自己肯定感が強い人です。自己肯定感が弱い人はポジティブ思考しようとしても難しいでしょう。**自己肯定感が弱い人とは「ストレスやプレッシャーに弱く、すぐにネガティブ思考してしまう人」のことです。**

自己肯定感が弱いとネガティブ・スパイラルに入ってしまいがちです。ネガティブ思考をする。するとさらに自己肯定感が弱くなる。そうなるとますますネガティブ思考になる。自己肯定感がまた弱くなる……という悪循環です。

自己肯定感が強い人は逆です。ポジティブ思考ができればさらに自己肯定感が強くなり、ますますポジティブ思考になって自己肯定感はどんどん強くなるでしょう。このポジティブ・スパイラルの流れに乗りたいですね。

自己肯定感が強い人はますます自己肯定感が強くなって人生が楽しくなります。**自己肯定感が弱い人はどんどん自己肯定感が弱くなり、生きづらくなります。**では、自己肯定感が弱い人が自己肯定感を強くするにはどうしたらいいでしょう。

そこで登場するのがマインドフルネスです。ネガティブ思考から一気にポジティブ思考するのではなく、いったんマインドフルネスでニュートラルに戻しておき、そこからゆとりをもってポジティブ思考に移るのです。

マインドフルネスは客観的な気づきですから、ポジティブ思考自体はマインドフルネスではありません。**マインドフルネスでできることはネガティブ思考の連鎖に楔《くさび》を打ち込み手放すことです。**そのことでニュートラルになることができるのです。そのままニュートラルにとどめておいてもいいのですが、せっかくだからポジティブにまで持っていくのもいいでしょう。

自己肯定感が弱い人が自己肯定感を強める方法は、マインドフルネスがとても適しているのです。

まとめ

マインドフルネスは自己肯定感を高める楔

貴重すぎる瞬間は誰もが手にできる

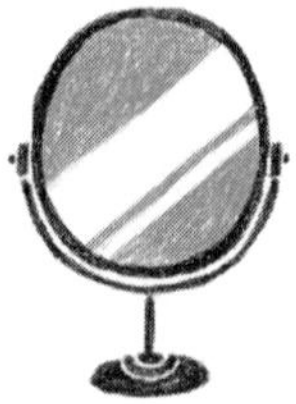

マインドフルネスは「今、ここ」の現実にリアルタイムかつ客観的に気づいていることでした。落ちているゴミを見て「汚い、誰のせいだ」とののしっている自分にハッと我に返ったとき、わいて出てきた感情、すなわち怒りは客観視されてそのパワーを失います。

ところが、せっかく得られたマインドフルネスは、瞬く間に虚空に消え去ってしまうことがあります。つまり、マインドレスネスとなってしまい、せっかくの気づきは姿を消し、「やっぱり腹立つ」となってしまったり「ああっ、またネガティブなことを考えちゃった……」と別のネガティブ思考にはまってしまったりするのです。

さらに自分の意思でマインドレスネスからマインドフルネスに切り替えることはできません。マインドレスにイライラしている最中、「ああ、これ以上イライラしていたら胃に穴が開いてしまう。そろそろマインドフルネスになろう」というのは無理です。むしろ、「そろそろ～」と考えることができたなら、そのときにはすでにマインドフルネスになっているというわけです。マインドフルネスは常に偶然に訪れます。

マインドフルネスの欠点は２つ。まずひとつ目が**「マインドフルネスは長続きしない」**ということです。２つ目は**「マインドフルネスはいつも偶然である」**ということです。

自分の意思でマインドフルになれず、しかも、たまたまマインドフルになれたとしても長続きしない。そんなマインドフルネスを日常の中に息づかせるためにも、必要なことは2つあります。

まずひとつ目が、**偶然訪れてくれるマインドフルネスの頻度を上げること。**2つ目が**偶然訪れたマインドフルネスのチャンスをものにすることです。**

まとめ

マインドフルネスのチャンスは逃さない

ひと呼吸で世界が変わる

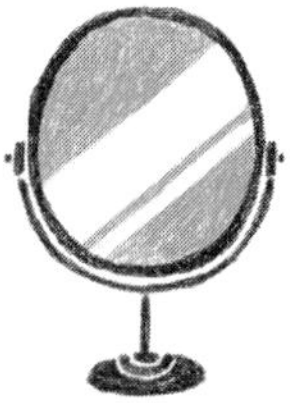

マインドフルネスを失った心は「今、ここ」を離れて思考というバーチャルな世界にさまよいだします。特に自己肯定感が弱い人はネガティブ思考を繰り返し、ネガティブ感情にはまる危険性が高まります。

あるときは過去の出来事を何度も思い返して後悔します。そして未来を憂い、不安になります。

・ここにはないものに焦がれてないものねだりをする
・他人がこうであったらいいのに
・環境がもっとこうだったら

このように考え始め不満に思ったりもします。ささいなことでもイライラして怒りにとらわれてしまうのです。

怒りにとらわれている真っただなかで、ハッと我に返りマインドフルになれるかどうかはいつも偶然です。自分の意思でマインドレスからマインドフルに切り替えることはできないからです。しかし、その偶然の頻度を上げる方法はあります。それが瞑想です。瞑想とは「今、ここ」に心をつなぎとめるための基礎練習です。

日常生活のストレスやプレッシャーの中、渦巻く感情にもみくちゃにされながら思考と感情に気づくのはとても困難です。その前に、まずは瞑想で平常時の思考と感情に気づく基礎練習をします。まずは呼吸で瞑想体験をしてみましょう。

ミニレッスン
瞑想を始めよう

まずは集中の対象を決めます。呼吸によって動いているところを探しましょう。息を吸えばおなかがふくらみます（腹式呼吸）。あるいは胸が広がります（胸式呼吸）。どちらでも感じやすいほうを選びましょう。ここではおなかで解説します。

これから瞑想を始めると心の中で宣言しておくと集中が高まります。「これから瞑想を始めます」でもいいですし、もっと簡単に「はじめ」とか「Ｇｏ」でも構いません。スタートを意識します。

呼吸は鼻で行います。特に息を吸うときは鼻で吸いましょう。吐くときは口でもＯＫです。

ゆっくりと息を吐いていきます。**へこんでいくおなかに気づいていてください。**おなかの動きを感じてください。そして息を吐き終わったところでひとつ「へこみ」もしくは「へこんだ」と心の中で実況中継しておきます。

息を吸い始めると、縮んでいたおなかがふくらみだす瞬間に気づけます。その瞬間を味わってください。息は吸おうとせずとも勝手に入ってきますから、心はおなかに集中しておき、ふくらんでいくところをずっと感じましょう。あらかた膨らみ終わったところで「ふくらみ」もしくは「ふくらんだ」と実況しましょう。

するとあるところで、おなかがへこみだす瞬間を迎えます。その瞬間とは吸う息と吐く息の転換点です。その瞬間を味わってください。ある程度へこんだところで「へこみ」もしくは「へこんだ」と、ここでも実況しましょう。

おなかの動きに集中し、「ふくらみ」「へこみ」の実況がうまくいっている間はそのほかの思考は希薄になっています。ところが集中が途切れてくると雑念が生まれます。

・つかれたなあ
・何分くらいたったかな
・そろそろ家族が帰ってくるかも
・おなかすいたなあ
・今日のプレゼン、この切り口でいってみよう

こうした考えは雑念です。雑念が出ているということは瞑想対象から集中が外れてしまっていて、マインドレスになっています。自分で雑念しているとはその瞬間には気づけません。そのうちにハッと我に返る瞬間がきて気づくのです。

「今、ここ」に気づいているのがマインドフルネスですから、瞑想中におなかの動きに気づいている間はマインドフルネスです。雑念している間はマインドレスネス。そしてハッと自分が雑念していたと我に返った瞬間はマインドフルネスです。

瞑想の練習の要点は、ハッと気づきを得たところで次の思考に移ることなく、間髪いれずに呼吸に集中を戻すことにあります。つまりここで「雑念」などと実況することで雑念自体を客観視して手放し、呼吸に集中を戻す必要があるのです。するとまたしばらくはおなかの動きを感じることができて「ふくらんだ」「へこんだ」という呼吸を感じることができるのです。

ところが人の集中力はそんなに続きませんから、おそらく30秒もするとマインドレスに戻ります。余計なことを考え出します。そこでまたハッと我に返って……。あとはこの繰り返しです。

瞑想の注意点

◎瞑想中は、座っていても立っていてもＯＫです。

横になっていてもできますが、眠くなってしまう危険性もあるので注意してください。ちなみにマインドフルネスは「今、ここ」の気づきですから、瞑想中に眠ってしまってはいけません。

背筋はすっと伸ばし、どこかに余計な力が入っているなら抜いておきます。肩をゆすったり首を回したりしてチェックしてみましょう。

視覚からの情報を遮断したほうがおなかの動きに集中しやすいので、目をつぶることをお勧めしますが、目をつぶったら眠くなってしまう人は開けておいたほうがいいですね。

◎瞑想を終えるときには注意が必要です。

瞑想中は副交感神経が優位となり深いリラックス状態となって血圧が下がっています。そのまま立ち上がると転倒する危険もあります。立ち上がる前に軽く手足を動かして交感神経も刺激しておきましょう。

◎瞑想中の雑念は決して悪いものではありません。

人は絶えずものを考えています。たとえ瞑想中でもそれは止まりません。雑念だらけで瞑想がうまくいかないと嘆く必要はありません。瞑想は雑念に気づいて客観視し、手放すための基礎練習ですからむしろ雑念に気づくことが大切です。

瞑想中に雑念に気づいて実況して客観視し、瞑想対象に戻る練習をしていると、やがて日常生活の中でマインドレスに怒り、悲しみ、恐れている真っ最中に偶然にも、そして幸運にもハッと我に返る瞬間を迎えます。

本当に大切な3秒

ネガティブな思考の連鎖は、どんどんつながっていきますので、早い段階で断ち切らなければいけません。たとえば、家の玄関前にゴミが散らかっていたなら「汚い」「いやだ」「なんでこんなことに……」となり、そこからすぐに「いったい誰が犯人だ！」となることでしょう。どの段階でハッと我に返ることができるのか、そこが問題です。

ただどの段階で我に返れても、マインドフルネスの持続時間は限られています。短ければほんの一瞬です。自分がマインドフルになったことにさえ気づかぬうちにマインドレスネスに逆戻りしてイライラしだします。長くてもせいぜい3秒程度でしょう。

この偶然にも訪れてくれたマインドフルネスを強化・固定・維持するスキルが「マインドフルネス3秒ルール」です。

やることはこれだけです。自分が思考していること、感じてしまったことを3秒以内に実況中継します。

・「汚い」と思ったら、「汚いと思った」と実況する
・「いやだ」と思ったら、「いやだと思った」と実況する
・「いったい誰が」と思ったら、「いったい誰がと思った」と実況する

これだけで虚空に消えていこうとしているマインドフルネスを強化・固定・維持し、さらに客観視することができます。もしくは「いったい誰が」と考えていることに気づいた瞬間に「と思った」と付け加えるだけでも効果があります。客観視が

うまくいけば単純なネガティブ感情はそのまま浄化され、手放されていきます。

ただし、ストレスやプレッシャーの中でマインドフルネス３秒ルールをうまく使うためには基礎練習としての瞑想が欠かせません。すなわち、瞑想の中で浮かび上がるさまざまな雑念に気づき、客観視して手放していくことで「気づき」と「客観視」のスキルを上げておくことが必要なのです。そのためには毎日練習する必要があります。

まとめ

３秒がマインドフルネスを強化する

10秒の
マインドフルネス瞑想

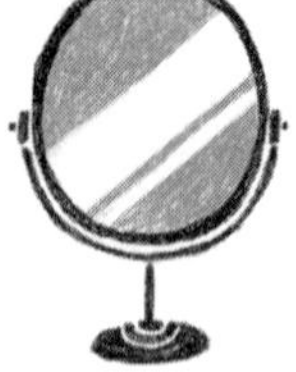

マインドフルネスの上達の秘訣は毎日欠かさずマインドフルネスになる時間を持つことです。つまり、毎日瞑想をすることこそマインドフルネスがうまくなる秘訣なのです。ただ、毎日30分〜1時間と瞑想に時間をとれる人はまれでしょう。

本当はなんとか時間をやりくりして瞑想する時間をひねり出すのがベストです。しかしそれがハードルになって瞑想やマインドフルネスから遠ざかるのであれば本末転倒ですね。

歯磨きと同じレベルで瞑想が日課になってしまえばあとは放っておいても大丈夫ですが、それまでは最低限のハードルとして10秒を確保しましょう。

一瞬のうちに消え去るマインドフルネスを意志の力で10秒間継続します。10秒間

「今、ここ」にとどまり続けるのです。その手順は次の３つになります。

1 はじまりの宣言

はじめの宣言によって意識を「今、ここ」に集めます。「スタート」「Ｇｏ」「はじめ」など何でもＯＫです。

2 10秒間「今、ここ」を感じる

10秒間ですから長い瞑想のように雑念を手放す練習ではなく、マインドフルネスを継続するように心がけます。

具体的には「今、ここ」を感じてそれを実況します。何かをつかんでいるのなら、つかんでいる手の中のものを感じて「感じている」「つかんでいる」と実況します。肩を回しているなら「自分は肩を回している」と実況します。

3 おわりの宣言

「よし」「おわり」などおわりを宣言するか、もしくは「今、ここに生きる」「マインドフルに生きる」などこれからの自分を宣言するのもよいでしょう。手足を伸ばしたりストレッチしたりすることも効果的です。

10秒マインドフルネスはたった10秒でできます。はじまりとおわりの宣言を心の中ですませれば誰にも気づかれずにちょっとした隙間時間でも実施可能です。

まとめ

隙間時間にちょっと瞑想

怒りを鎮める
13のマインドフルネス瞑想

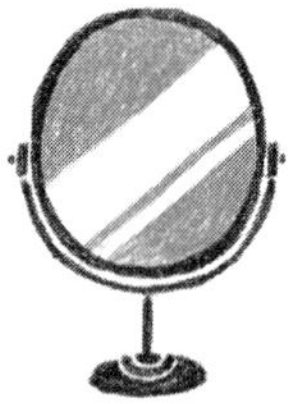

すべての行いは意識的にできます。さらに、その行為を実況できるなら、客観視できているということですから、何をやっても10秒マインドフルネスとして成立しています。ここでは怒りを鎮める効果が高いものをいくつか紹介しておきます。

怒っているとき、身体ではアドレナリンが放出され、交感神経が緊張状態になっています。**意図的に緊張している身体の反応を解除したり副交感神経を刺激してリラックスしたりすることで怒りを身体のレベルで鎮静する効果が期待できるのです。**

1 ゆっくりと止めず、呼吸する

10秒後を別世界に変える

呼吸は心理状態をよく表しています。悲しいときはため息をつきます。緊張しているとき、怖いときには呼吸を止めて耐えています。もしくはいつでも呼吸を止められるように浅くて小さな呼吸になっています。そして怒っているときはふいごのように、荒い息をしていることもあります。

そしてリラックスしているときは穏やかでリズミカルな呼吸をしているでしょう。呼吸を整えることで心もまたリラックスしてきます。

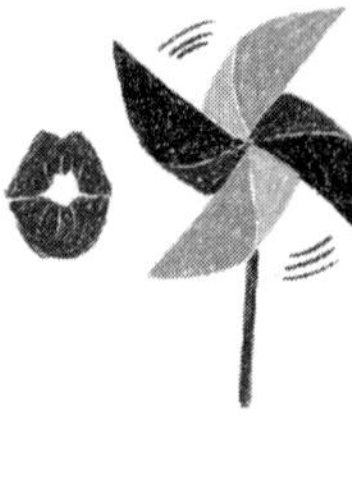

1 はじまりの宣言

「スタート」「Ｇｏ」「はじめ」と宣言します。

2　10秒間「今、ここ」を感じる

意図的にゆっくりと呼吸しながら、呼吸によって動いているおなかや胸に気持ちを向けていきます。息をすることではなく、呼吸によって動いているところに注意を持っていったほうがより「今、ここ」を感じることができます。これは長い時間行う瞑想と同じです。

おなかの動きのかわりに、きれいで清々《すがすが》しい空気を吸い込み、そして役割を終えた息を感謝とともに送り出すというイメージ瞑想を行うのも一興です。とても心地よくなるので10秒で終わるのが惜しくなります。そしたらどうぞ続けてください。

3　おわりの宣言

「よし」「おわり」と宣言しておわらせましょう。私は「ありがとう」でしめています。

2 眉を上げる

表情に明るさを演出する

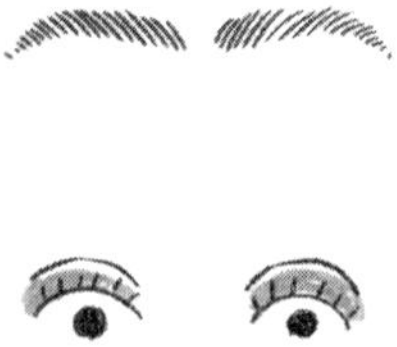

イライラしているときは眉と眉の間にしわが寄っています。しかめ面ですね。眉間に寄ったしわを伸ばすのもいいですが、ここはちょっと一工夫。眉を上げてみます。ハッと我に返ったときに眉が上がって、眉間ではなくおでこにしわが寄りませんか？　眉を上げておでこにしわを寄せながら、眉間にしわを寄せて嫌なことやイライラすることを考えるのはちょっと難しいです。そこで眉をひょいと上げてみます。

1　はじまりの宣言

「スタート」「Ｇｏ」「はじめ」のほかに「眉を上げるぞ」などいかがでしょう。

2　10秒間「今、ここ」を感じる

当然、意識は眉を上げることに集中します。これは範囲が狭いので左右同時に感じてもいいでしょう。ぎゅっと上げるのではなく、ひょいと上げるイメージでどうぞ。きっとユーモラスな楽しい気分になれるでしょう。

3　おわりの宣言

「よし」「おわり」とか「ああ、楽しい」などと言ってみるのもいいですね。

3 口を開く
意図的に怒りのイメージを壊す

怒っている顔はイコール、歯を食いしばっているというイメージではありませんか？　食らいつきそうな形相で口をあけて怒っている人もいると思います。そのどちらにも共通することは、口まわりに力が入っているということです。逆にぽかんと口をあけて怒っている人はあまりいません。怒っているときは、口をぽかんと意図的にあけてみましょう。

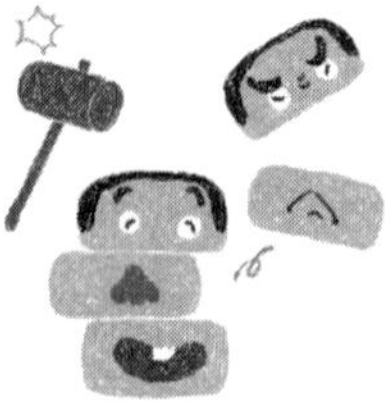

1　はじまりの宣言

「スタート」「Ｇｏ」「はじめ」とか「口をあけるぞ」などもユーモラスで心のゆとりを演出します。

2 10秒間「今、ここ」を感じる

あごの力を抜いて口をあけます。あごに集中するか、もしくは口をあけた自分を俯瞰《ふかん》の視点（斜め45度くらい上から自分を見る視点）から眺めるイメージでもいいですね。

3 おわりの宣言

「よし」「おわり」でしめておきましょう。

4 口角を上げる
幸福度が加速する

つらいときにあえて笑顔になるとよいという人や、笑うから楽しいのだという人もいます。私も賛成です。ただ、怒りや悲しみを抑圧することにならないように注意が必要です。それでは問題を先送りにしてこじらせるだけです。

そのために必要なことはただひとつ、マインドフルに笑顔をつくること。怒りや悲しみに気づき、いったんニュートラルになったところでマインドフルに口角を上げます。楽しい気分で笑顔になるのではなく、ニュートラルな気分でマインドフルに笑顔をつくるといったほうがよいでしょう。形ができたら感情があとからついてきます。

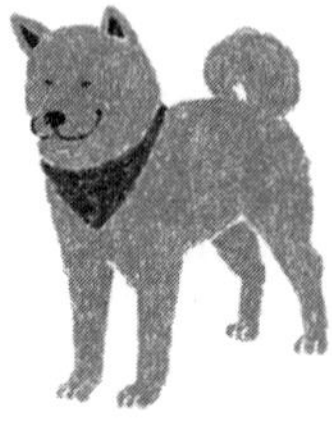

1 はじまりの宣言

「スタート」「Ｇｏ」「はじめ」もしくは「口角を上げる」などでこれから意図的に行うことを宣言しておけばさらに効果は倍増します。

2 10秒間「今、ここ」を感じる

穏やかな呼吸を続けながらゆっくりと口角を上げます。ついでにほほのあたりの筋肉も上げるとさらに効果的です。意識はもちろん、口やほほのあたりの動きに沿わせていきます。決して呼吸を止めないこと。

3 おわりの宣言

「よし」「おわり」でもいいですし、自分を鼓舞するように「やるぞ」なんかもいいですね。何をやるかはお任せします。マインドフルになった今、何をやってもきっと素晴らしい結果が得られるでしょう。

5 穏やかに発声する

ゆったりとしたリズムを創り出す

焦っているときやイライラしたときは早口になっていませんか？　つらい気持ちをわかってもらいたくてつい大声になったり、逆にどうせわかってもらえないだろうと寡黙になったりもします。

そこでマインドフルに、そして穏やかに声を出してみます。声のリズムが心のリズムになり、心もまた穏やかに整っていくのが感じられるでしょう。

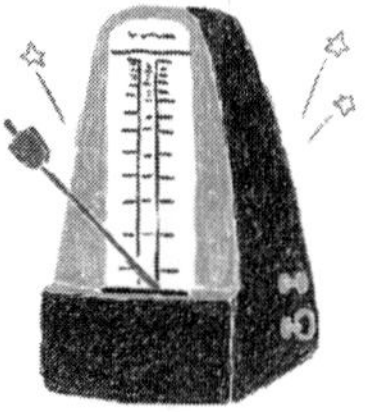

1 はじまりの宣言

「スタート」「Ｇｏ」「はじめ」と宣言しておきます。

2　10秒間「今、ここ」を感じる

おなかに手を当てて、すっと息を吸い（1秒）、そしてゆっくりと一定のリズムで声を出していきます。

「あ～、あ～、あ～、あ～、あ～、あ～、あ～」（7～8秒）

意識は声を出すこと、もしくは声が口やのどから出ていく様子をイメージします。

3　おわりの宣言

「よし」「おわり」でしめておきましょう。

補足があります。

逆に元気を出したいときや怒りのパワーを活用したいときは思い切り大声をだすのが効果的です。試合直前のボクサーが相手を挑発したり、バレーなどの団体競技で円陣を組んで掛け声をかけるのもそのためです。

こちらは応用編です。

「はぁ〜〜」と声に出しながら息を吐くのも効果的です。マインドレスに行えばため息になりますが、マインドフルなら深呼吸です。

6 肩の力を抜く

絵にかいたようなリラックス体験

怒っているときは筋肉に力が入っています。それはこれから闘争か逃走をするための準備ですね。痛みにじっと耐えるために固まっている可能性もあります。固まっている筋肉をほぐしたり力を抜いたりすると、緊張や怒りのボルテージも同時に下がります。

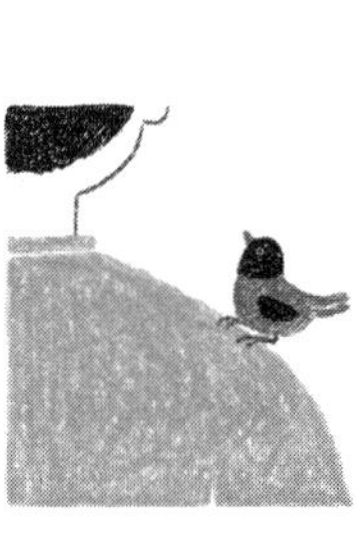

1 はじまりの宣言

「スタート」「Go」「はじめ」などでもいいのですが、ここでは「肩の力を抜く」とやってみましょう。そのほうが肩に心が向いてより効果的です。

2 10秒間「今、ここ」を感じる

左右どちらかの肩に意識を集中します。両肩だとやや意識が分散するからです。動作は両肩同時に行ったほうが、バランスがとれます。

最初に1～2秒、息を吸いながら意図的に肩に力を入れ、もち上げてみます。力が入って肩が上がっていることを確認し、それからゆっくりと息を吐きながら力を抜き、下げていきます。このとき、やや後方に回しながら下げていくとより動きに意識を向けることができる印象です。

3 おわりの宣言

肩を下げ切ったらおわりです。「よし」「おわり」などと宣言しておきます。意志の力で身体と心をコントロールできた自分をほめつつ、ひとつ微笑んでみるのもお勧めです。

注意

身体をリラックスすることと心の中で「リラックスする」と考えることは同じではありません。はじまりの宣言に「肩の力を抜く」と考えたときには、実際に肩に気持ちを向けて、身体を感じることが大切です。

リラックスリラックス……と考え続けていると、このエクササイズは効果がないばかりかマインドレスネスを助長して逆効果になる危険性もあります。これはどの10秒マインドフルネスのエクササイズでも同じです。

7 手を開き、指をそらす

心まで解放する

攻撃態勢に入ったときには手をこぶしの形に握っているでしょう。意図的に手を開いてみますと身体言語的には相手を受け入れるイメージにもなります。さらに一歩進めて、指を開きピンとそらせてみましょう。イライラや怒りはどこかに飛んでいってしまいます。

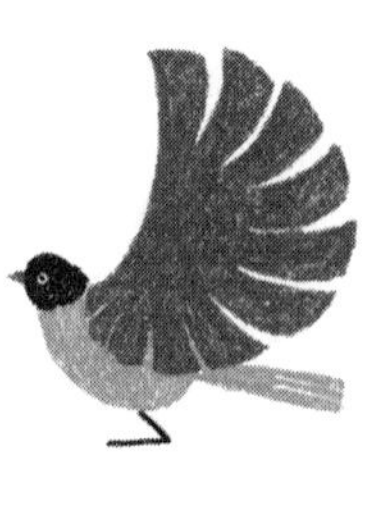

1 はじまりの宣言

「スタート」「Ｇｏ」「はじめ」などと宣言しておきます。

2 10秒間「今、ここ」を感じる

両手を開いて指をそらしていきます。この際、右利きの人は左手に、左利きの人

は右手に気持ちを向けておきます。ふだんは利き手に気持ちが向いているでしょうから、こういうときには意識的に利き手ではないほうに注目してみるとさらに感じる力が養われます。

3 おわりの宣言

「よし」「おわり」の宣言の前に呼吸が止まっていないか確認してみましょう。集中と緊張は違います。緊張してしまうと呼吸が止まります。力を入れる系統のエクササイズはそこにも気づいておいてください。

8 足の指を曲げ伸ばしする

無意識を制していく

これは手の指をそらすことと同じような効果があります。緊張するといつのまにか足の指も丸まっているものです。立っていても座っていても誰にも気づかれずに、さらに靴の中でも行うことができます。普段使わない筋肉を使うことでふくらはぎの血行が良くなり、足のむくみが取れるという利点もあります。

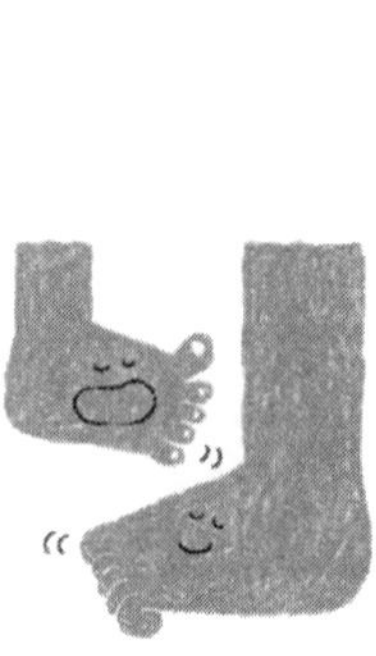

1 はじまりの宣言

「スタート」「Ｇｏ」「はじめ」と宣言すれば心を「今、ここ」にとどめて感じる力が増してきます。

2 10秒間「今、ここ」を感じる

両足同時に行いますが、意識はどちらかに固定しておいたほうがいいでしょう。ある程度指が動かせるなら靴をはいたままでもOKです。呼吸を止めずに指を曲げたり伸ばしたりします。こりかたまった足指まわりの筋肉がほぐれて血が通っていくのを感じましょう。

3 おわりの宣言

「よし」「おわり」の宣言でしめておきます。

足の指のかわりに足首を動かすのも効果的です。無意識のうちに腕や足を組んでいることはありませんか？　そこでハッと我に返れたら、組んでいて上になっているほうの足首をひょいひょいと2～3回動かしてみます。はためには足を動かしているかのように見えて、実はイライラを鎮めてマインドフルネスを鍛えているのです。

9 水をひとくち飲む

雑念まできれいさっぱり飲みほす

怒りを感じているときは交感神経の影響で唾液の分泌は止まり、口の中がカラカラになってしまいます。そこで水を飲んで口を潤してみます。

これにはもうひとつ東洋医学的な効果があります。心が乱れているときには氣・血・水の流れもまた乱れています。東洋医学では身体をめぐる氣・血・水のすべてが滞りなく循環していることが健康の秘訣と言われています。この場合、水を飲むことによって身体の中の水の流れを促す効果が期待できるのです。

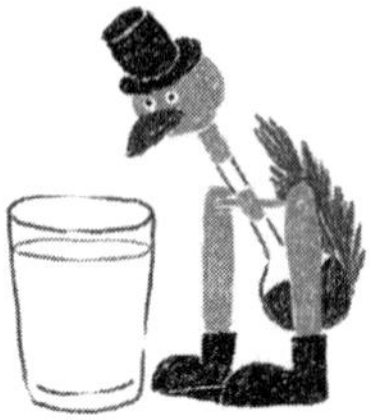

1 はじまりの宣言

「スタート」「Ｇｏ」「はじめ」もしくは「水を飲む」と宣言します。「水を飲む」

と宣言することで意識はコップの中の水やコップを持つ手などにより集中しやすくなります。水を飲みながらほかのこと、特にイライラしていることをマインドレスに考え続けるのを防げます。

2 10秒間「今、ここ」を感じる

ごくごくと飲み干すのではなく、口の中に水をいれたまま、しばし口の中に注意を向けます。舌や口の中が潤っていくところを観察し、感じます。

3 おわりの宣言

10秒ほど水を味わったら飲み込んでください。「よし」「おわり」でもいいですが、ここは「ありがとう」とつぶやいてみるのもいいと思います。命の水に感謝です。そしてリラックスさせてくれた水に感謝です。

10 重心を変える

異なった視点から視野が広がる

怒りとともに相手を攻撃するとき、いつでも飛びかかれるように重心は前にかかっていて、その逆に怖くて逃げだすときには重心は後ろにかかっています。落ち着いているとき、リラックスしているときの重心は真ん中にあります。この重心の位置を意図的に変えていくことで心の在り方にまで影響を及ぼすことができるのです。

このエクササイズは足を肩幅に広げ、そして前後に足を開いて立つところからはじめます。ひざは少し曲げてゆとりを持たせておきます。

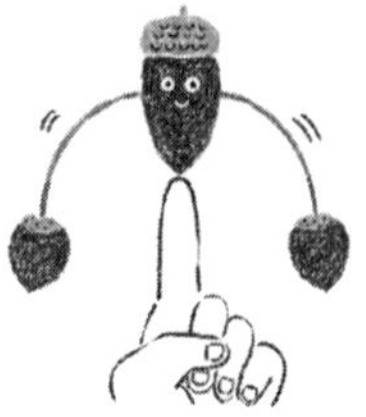

1 はじまりの宣言

「スタート」「Ｇｏ」「はじめ」など心の中で宣言しておきます。

2 10秒間「今、ここ」を感じる

最初は前後に開いた足の中心に重心を感じておきます。

5秒くらいかけてゆっくりと重心を前に傾けていきます。前足の太ももの前の部分に緊張が入っていくことを感じて「前足」と実況します。このとき、後ろ足のかかとが浮いているかもしれません。

次に5秒くらいかけてゆっくりと後ろ足に重心を傾けていきます。前足のかかとが少し浮き気味になるかもしれません。空手をする人は猫足立ちに近い足の形を想像してもらえるといいかもしれません。感じる部分はかかとではなく後ろの足の太

もも の緊張のほうがよいでしょう。

3 おわりの宣言

「よし」「おわり」などと宣言しておきます。重心が前にあるときと後ろにあるとき、そして真ん中にあるときで、微妙に心の状態が違っていることに気づかれるかもしれません。

11 ゆっくり歩く

せこせこした気分がなくなる

イライラしているときは交感神経の影響で動作が速く、そして荒くなっています。リラックスしているときは逆にゆったりと行動していることでしょう。

もしもあなたが歩いているときにイライラに気づいたら、このエクササイズはとても効果があります。意図的にゆっくり歩いてみるのです。

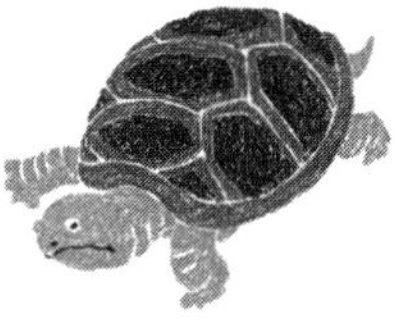

1 はじまりの宣言

「スタート」「Ｇｏ」「はじめ」や「ゆっくり歩く」など心の中で宣言します。

2 10秒間「今、ここ」を感じる

リラックスしてぶらぶら散歩でもするかのように意図的にのんびりと歩いてみましょう。リラックスしているときの歩き方をまねすることで実際に心もリラックスしてきます。

もしもゆっくり歩くことで「間に合わなくなるかも……」と心配がわいて出てくれば、それはとてもよい題材ともいえます。「間に合わなくなるかもと心配している」とその心配を実況しましょう。たった10秒ですからそれで間に合わなくなってしまうなんてこともありません。

3 おわりの宣言

「よし」「おわり」などと宣言しておきます。

さきほどと比べれば、いくぶんリラックスできているでしょう。あとはご自分のペースで歩いてください。

ちなみに、元気を出したいときは１分間に１２０歩のペースでしゃきしゃき歩くとセロトニンがわき出てきて活気が出ます。

12 跳ねる

ふわふわ素敵な気分がわいてくる

天にも昇る気持ちのとき、ほんとに飛び跳ねたくなりませんか？　逆にぴょんぴょん飛び跳ねながらイライラすることはできない仕組みです。

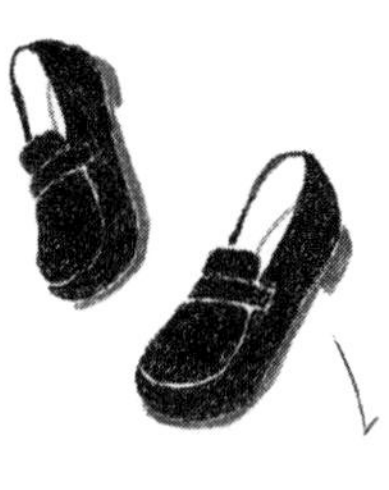

1 はじまりの宣言

「スタート」「Ｇｏ」「はじめ」のほか、「跳ねたくなった」などはいかがですか。

2 10秒間「今、ここ」を感じる

5～6回飛び跳ねてください。

飛び跳ねている自分を想像したり、鏡やガラスに映る自分を見てみたりするのもいいと思います。

3 おわりの宣言

「よし！」「おわり！」など元気に宣言しましょう。

13 ハイタッチ、ガッツポーズをする
一人二役で気づきも色々

楽しいとき、仲間でハイタッチすれば楽しさは倍増します。「やった」という気分でガッツポーズすればさらに気分は高揚します。これはさきほどの「跳ねる」と同様、リラックス系ではなくむしろ交感神経を楽しい方向に興奮させる効果があります。実際のところ、10秒もかかりません。むしろ1～2秒で完結させてしまったほうが効果はより高くなります。

ガッツポーズは一人でできるけどハイタッチは一人ではできない？　実は一人でもできます。目の前に誰かいるイメージで「イエイ！」と言いながらハイタッチをします。

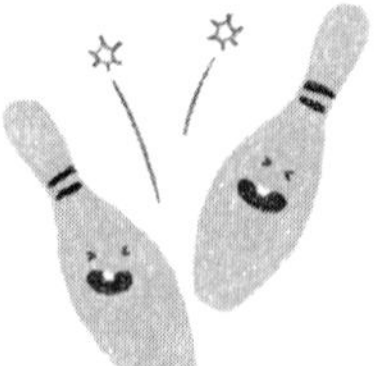

1 はじまりの宣言

「スタート」「Ｇｏ」「はじめ」と宣言します。直後に、

2 10秒間「今、ここ」を感じる

「やった～」とか「イエイ！」などと言いながら、もしくは心の中でイメージしながらガッツポーズやハイタッチをしましょう。10秒間かけて何度もやるのではなく1回で完結したほうが、効果が高い印象です。

3 おわりの宣言

「よし！」「おわり！」とか「最高！」などもいいですね。

時にエクササイズをしていて、バカみたいだなあと思ってしまうこともあると思います。実際、意識していなかったことを意識的にするのですから、そう思うこと

もあるでしょう。しかしマインドフルネスはそんなときにも非常によい題材としてとらえます。「バカみたいだと思っている」などと実況しておけば思考と感情に気づくエクササイズにもなります。

以上、怒りを鎮静する13の10秒マインドフルネスのエクササイズをご紹介しました。ただマインドフルネスを体験するだけではなく、怒りを抑えつつ、その怒りにうまく対処できるというマインドフルネスはぜひ習慣化することをお勧めします。いくつかある中のものを、怒っていないときでも実践し、いざというときに備えましょう。

怒りの本当の原因を知っていますか?

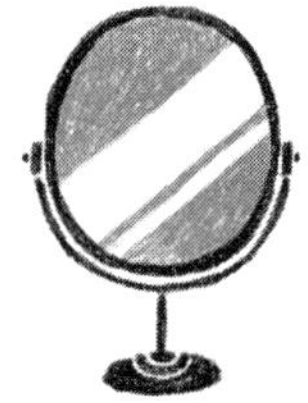

実を言えば、マインドフルネスによって怒りを客観視するのはとても難しいことです。それほど怒りとはパワフルな感情であり、容易に巻き込まれて客観視が難しく、癖になりやすいのです。

玄関先に落ちているゴミを見て、「単にゴミが落ちている」ととらえ、「やれやれ」とひとつ嘆いてから淡々とゴミを捨ててすぐに忘れることができれば、マインドフルネスが有効に働いて一件落着と言えます。

また、いったんマインドフルに怒りを手放したあとすぐに「誰かがわざと自分の家の前に捨てたんじゃないのか……。もしそうだとしたら、誰がそんなことを！」と被害的にとらえていつまでも根に持ってしまったとしても、マインドフルネスは怒りを鎮静化するためにとても有効です。ただ、このような繰り返す怒りはその人の過去の歴史と潜在意識の中の自己肯定感に原因があることも多く、マインドフルネスだけではうまくいかないことがあるのです。

この時、必要なことは、怒りを抑圧して、無理してポジティブに考えてみることではありません。また、歯を食いしばって我慢することでもありません。

イライラが消えない理由とは

第1章でも話したとおり、怒りは二次感情で悲しみや恐れなどの一次感情から発生することがあります。そのとき、二次感情の怒りだけを客観視して解決しようとしてもうまくいきません。**つまり怒りをマインドフルに客観視しても解決しないときには一次感情の問題を解決するとうまくいくことがあるのです。**逆に怒りだけを解決してしまうと一次感情の問題が抑圧されてしまい、問題が先送りされて長引いたり悲しみや恐れが続いたりする危険性があります。

たとえば仕事先の人や上司にダメ出しされてイライラしてしまう方がいたとします。どんなに自己肯定感が強く、責任感が強い人でも時にはイライラしてしまいます。たとえば体調が悪いとき、睡眠不足で眠たいとき、時間がなくて急いでいるときなどはどんな人でもイライラします。

ただ、この場合は悲しみや恐れに由来するものではありませんから、「イライラしちゃった！」と実況すればその場でイライラもおさまり、「まあ、時にはイライラすることもあるでしょ」と考えることができて、そんなに自分を責めることもありません。

しかし自己肯定感が弱く、つねにネガティブに考えて自己嫌悪しがちな人なら、「ああ、自分ってダメだ。この仕事、向いてないかも。仕事先の人から馬鹿にされているんだ、きっと……」という悲しみを抱えたままで「イライラしちゃった」と実況してもうまくいかないのはわかりますね。

「仕事ができない人って思われちゃう……。何とか挽回しなくちゃ！」という必死の思いを抱えたままで「イライラしちゃった」と実況しても何ひとつ解決しないでしょう。

ですので、マインドフルネスの習慣を取り入れた本章に続いて、次の章では自己肯定感が絡まった複雑なケースの怒りを解決するために、感情をエネルギーの流れととらえて怒りを思いやりへと転換する画期的なアイデアを紹介します。武器は2つ。マインドフルネスと陰陽五行論です。

まとめ

2つの武器で怒りの原因にたどりつく

第３章

本当の怒りを知り、解消する

陰陽五行論を知れば、
ぶり返す怒りはなくなっていく。

循環する「5つの感情」

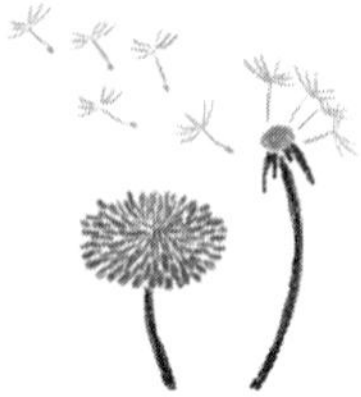

怒り、悲しみ、不安、恐れ、喜び、同情、嫉妬、恨みなど感情にはいろいろあります。ポジティブな感情であれ、ネガティブな感情であれ、感情とはある種のエネルギーです。そのため、人を行動に駆り立てる力を持っています。そしてつねにエネルギーは動いています。「今泣いたカラスがもう笑った」ということわざもありますが、ずっと同じ感情を感じているわけではないということです。

感情の動きをエネルギーの動きとしてとらえるとき、とても役に立つアイデアがあります。東洋に古くから伝わる陰陽五行論という考え方です。**万物は陰陽2つの極に分かれ、そして5つの性質（木・火・土・金・水）に分類できると説く陰陽五行論は、人の感情もまた五行に分類しました。**

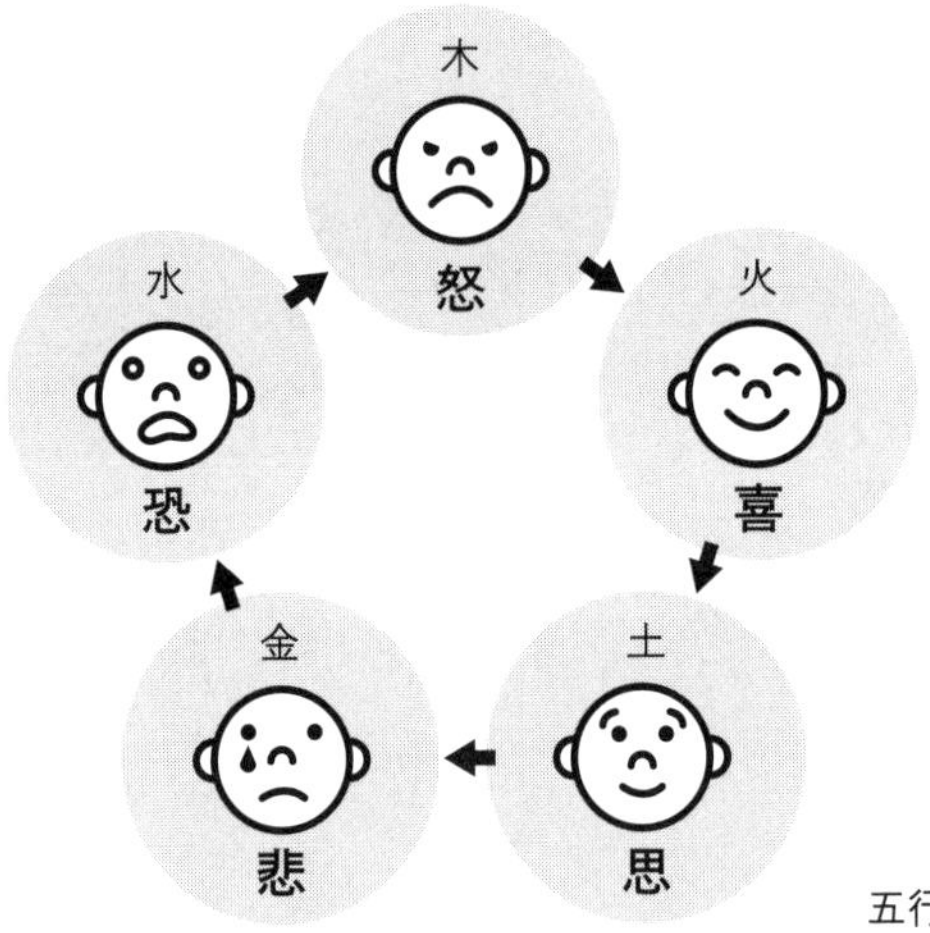

五行図について

木　怒り
火　喜び
土　思いやり
金　悲しみ
水　恐れ

そして五行は木、火、土、金、水の順に流れています。すなわち木（怒り）↓火（喜び）↓土（思いやり）↓金（悲しみ）↓水（恐れ）です。ここで終わりではありません。さらに、木（怒り）↓火（喜び）↓……と続いていきます。

上図をご覧ください。

この図の中で金（悲しみ）→水（恐れ）→木（怒り）→火（喜び）→土（思いやり）が順番に並んでいることがわかります。手前が次を生む関係となっています。つまり手前がその次に力を与えるという法則となっているのです。

ですから、喜びのエネルギーは思いやりのエネルギーに、思いやりのエネルギーは悲しみのエネルギーに、悲しみのエネルギーは恐れのエネルギーに、恐れのエネルギーは怒りのエネルギーへと転じていく流れになっているということです。ではその5つの感情がどのような関係で補完し合っているのかを詳しく解説していきます。

まとめ

感情は循環し、それぞれとの関係性がある

感情は一巡する

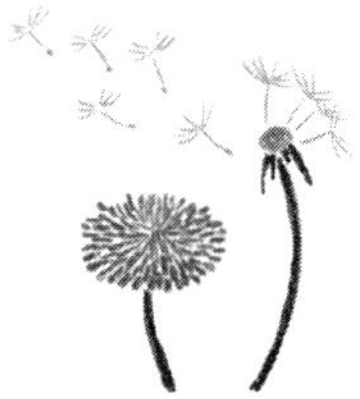

多くの怒りの根本には悲しみや恐れが原因として横たわっています。それは陰陽五行論の中ですごくわかりやすく説明ができるのです。

次のページの図を見てください。陰陽五行論では悲しみが恐れを生み、恐れが怒りを生んでいるというふうになっていますね。**ではまず、悲しみが恐れを生むとはどういうことでしょうか。**

冷えた金属の表面が結露して水滴がつくところをイメージしてください。このようにして水は金属から発生します。

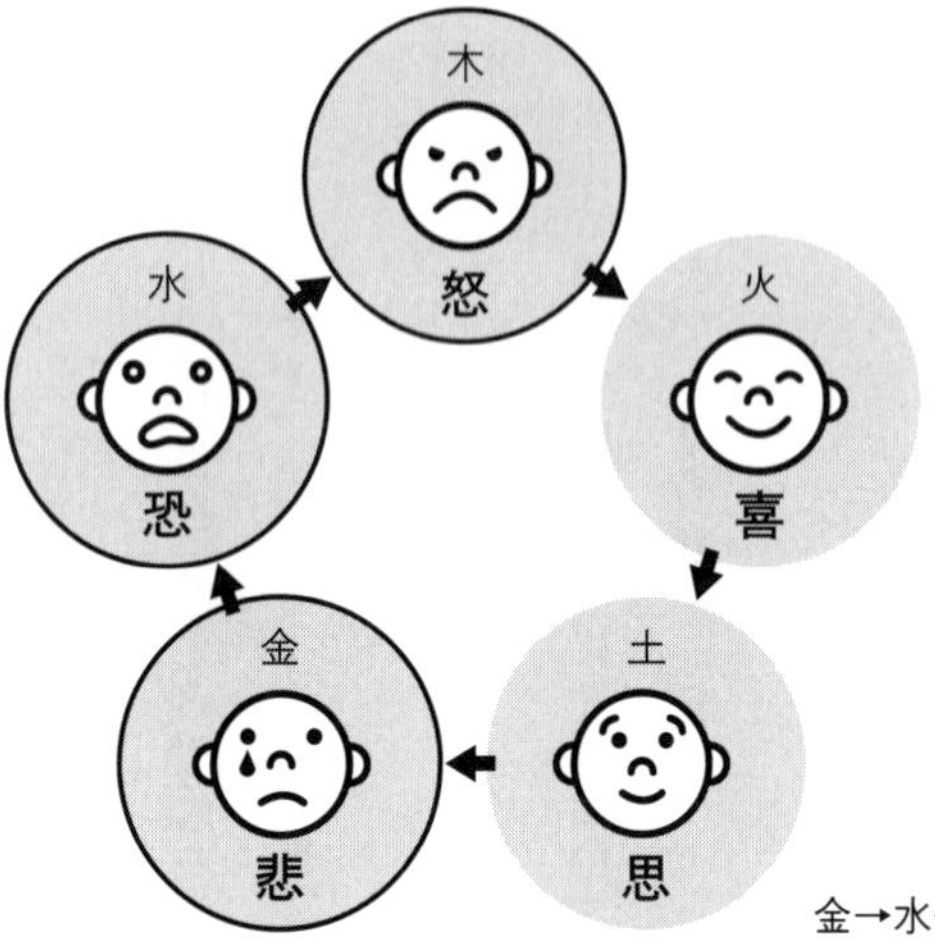

金→水→木と進む

悲しみとは、自分の大切なものを失ってしまったときに生まれる感情です。ひとつ失うとさらにもっと失ってしまうかもしれません。たったひとつ失っただけでも悲しいのにさらに失うことを考えるととても不安になります。さらに失うことに恐怖します。

そうすると悲しみから恐れが生まれます。次に恐れから怒りが生まれることを考えてみましょう。

地中にある水は木に吸い込まれて木を育みます。水は命の源です。

ひとつ失って悲しい……。するとさ

らに失うことを恐れてしまいます。このままでは大切なものを全部失うかもしれません。いったい誰のせいなのか。そうやって、ちっぽけで弱い自分と感じている時間とともに感情もまた移ろいます。**これ以上大切なものを奪われないように戦う準備ができたのです。**

戦う姿勢を怒りで示すとき、ちっぽけで弱い自分はいなくなり、一時的に強くて大きな自分が生まれます。

上司にダメ出しをされてイライラしている部下がいたとします。

ダメ出しをされた日に、明日もまたミスを指摘され恥をかくかもしれないとなると、誰もが恐れを感じるはずです。成長をうながすためのまっとうな指導であっても、ある日ついに我慢ができず「私にまかせてください！」と口走ってしまいました。**叱責され悲しかった心がやがて恐れとなり、最終的には怒りとして表面化する**

わけです。

まとめ

悲しみはやがて怒りに変化する

オリジナルの感情は何かを知る

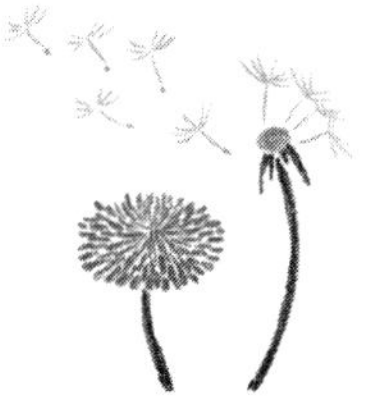

さきほどの部下の方には何があったのでしょう。さきほどの部下の方を、ここではAさんとして、その心の内を探ってみたいと思います。

Aさんは子どものころから厳しく批判的な母親に育てられてきました。失敗して批判されるのが怖いので、新しいことや難かしいことに挑戦できませんでした。また、頑張ってチャレンジしても失敗するのではないかと不安です。何をやるにも腰がひけているのでやはり失敗することが多く、叱られてしまいます。**そのうち新しいこと、難しいことにチャレンジするのが怖くなりました。**

Aさんの母親は批判的であると同時に過保護でもありました。なんでもかわりに決めてくれるのはいいのですが、自立心が育ちませんでした。何でもかわりに決められてしまうので「自分には決める力がない」という破壊的な暗示が潜在意識に浸透してしまいました。

いつしかAさんは引っ込み思案で自己肯定感が弱く、何事にも自信をもって取り組むことができなくなりました。大人になっても先輩や上司の顔色をうかがいながら仕事をしています。しかも仕事先の人も自分よりも仕事ができそうな、優秀な方ばかりです。

自分の受けもちの取引先が決まった日も、「自信ないなあ」と思い、上司にも相談したのです。しかし「いい勉強になるから」と押し切られてしまいました。

最初からビクビクし、おどおどした様子はすぐに相手にも伝わってしまいます。最初は「そんなに緊張しなくてもいいよ」と言ってくれていた取引先の人も、度重なるミスについ小言を言ってしまうこともあります。
「ああ、また失敗して迷惑をかけちゃった……。自分の能力不足だ」。自己肯定感が弱い人ならすっかり悲しくなってしまいます（＝金）。さらに、またつまらない失敗をして批判されるのではないか、心の中は不安と恐怖（＝水）でいっぱいです。このようにして、悲しみから恐れが生まれていくのです。

悲しみは不安をよび、弱い自己肯定感をちくちくと刺激します。ついに堪忍袋の緒が切れ、キレてしまったという次第です（＝木）。恐れが怒りを生んだわけです。

今回の怒りは、悲しみ↓恐れ↓怒りと連鎖したネガティブ感情の結果でした。怒りは悲しみや恐れの二次感情だったというわけです。この状況で二次感情の怒りにだけ焦点をあてて「イライラしている」と実況し客観視しても解決しません。

客観視するべきは自己肯定感の弱さから発する「悲しみ」と「恐れ」です。ところが現実はすでに怒りにまで進んでいて悲しみと恐れはリアルタイムの感情ではなくなっていますから気づけません。どうしたらいいでしょう？

まとめ

自己肯定感の弱さからくる
怒りの原因を知る

オリジナルの感情でマインドフルネス

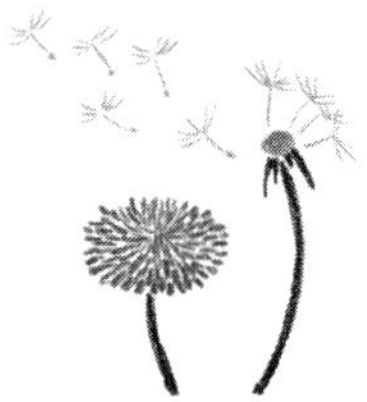

今回のケースではすぐに怒りを手放すことはできませんでした。

しかし、Aさんは何度も同じテーマで悩んでいたそうです。つまり上司や同僚に注意されてはその都度イライラしてしまいます。そして「なんで自分はこんなに注意されたらイライラしちゃうんだろう」と疑問に思っていたそうです。

するとあるとき、上司から「もう○○はしたの？」と何気なく聞かれたときに激しい怒りがこみあげてくると同時に「ああもう悲しくなっちゃう」と声が出てしまいました。そして自分の心の叫び声が口から漏れたことでハッと我に返ります。

「そうか、私は悲しかったんだ。仕事ができない自分を否定されるのが悲しかったのか」

思い返せば、彼女は子どものころ、母親から「もう宿題したの？」と聞かれるたびにイライラして「これからやろうと思ってた！」と口答えしていました。しかし本当は「放っておけば宿題をしない子ども」として母親から信じてもらえていない悲しみを感じていたことを思い出したのです。

そうかもしれないと思ってはいましたが、リアルタイムの悲しみに気づいたとき、やっと腑《ふ》に落ちたそうです。「私は悲しかったんだ」とつぶやいたとき、一次感情の悲しみに焦点があたったマインドフルネスに成功しました。こうやって偶然きたチャンスをものにすることは、第2章でお伝えしたエクササイズを欠かさなかったからともいえます。すると芋づる式に「母親に気を遣ってビクビクしている自分」や「信じてもらえなかった悲しみ」も客観視できたのです。

それですべて解決したかといえばそういうわけではありません。彼女はその後も何度も悲しみ・恐れ・怒りの感情が生まれては移ろいます。ただ、ネガティブ感情にとらわれたまま、なす術《すべ》もなくただたずんでいた彼女はもういません。

今では悲しみ→恐れ→怒りを客観視して手放し、そのつど平常心に戻ることができるようになってきています。それにつれて弱かった自己肯定感も徐々に強化されてきました。今では上司や同僚とリラックスして会話を楽しめるようになりました。

まとめ

「なぜ怒るのか」に気づき、本当の意味で怒りを手放す

怒りを愛と思いやりに

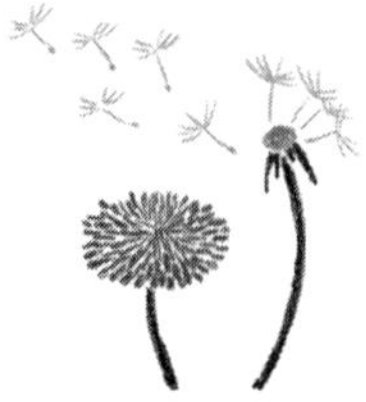

悲しみがやがて怒りに変化していったように、感情は常に移ろいます。当然、怒りの感情も移ろいます。

次ページにあります、五行の図をご覧ください。怒りの次の感情には何があるでしょうか。怒りの次には「喜び」が続いていますね。

つまり悲しみ、恐れ、怒りと続いたネガティブ感情の渦は喜びを生む流れになるのです。

自分を守るために怒りのパワーを燃やし、大切なもの・失いたくないものを取り戻すことができれば当然喜びが生まれます。怒りのパワーがそのまま喜びの炎のパワーとなるのです。しかしもっと本質的なことをいえば、マインドフルネスによっ

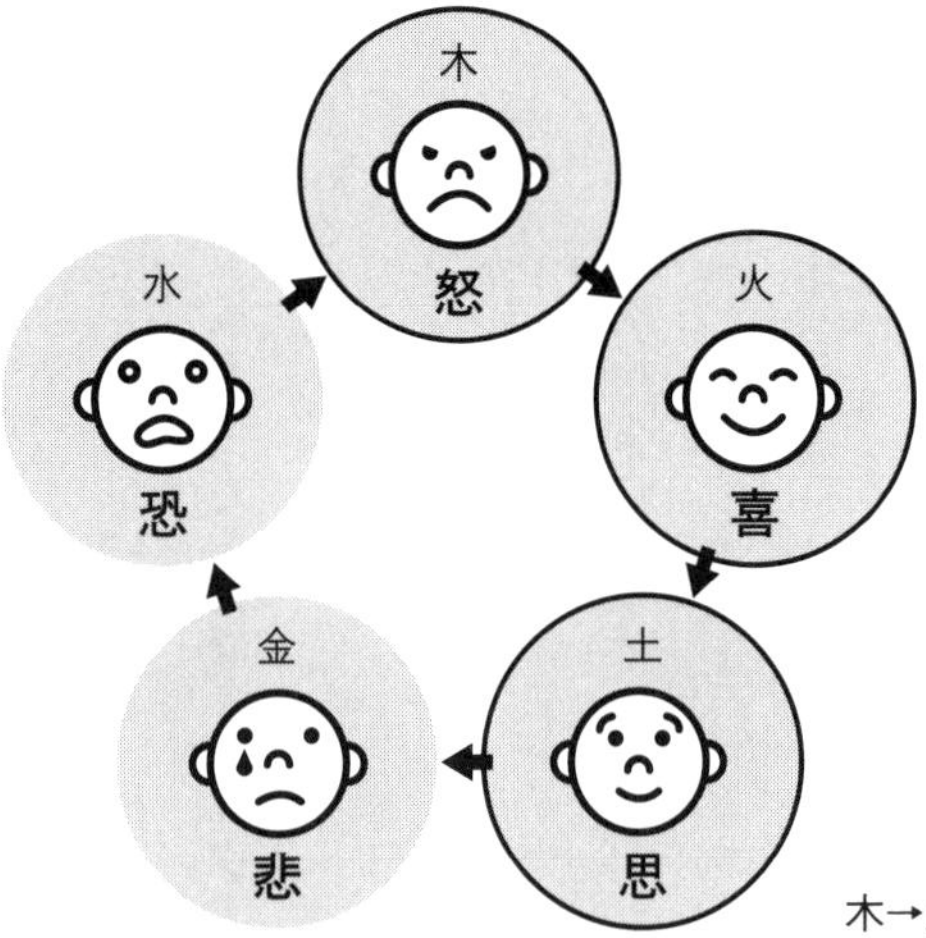

木→火→土と進む

て悲しみ、恐れ、怒りを根こそぎ解決したとき、真の喜びを感じることができると考えることもできます。

自分と相手の立場を替えて考えるとうまくいくこともあります。もしも自分だったらどう感じるだろうと想像してみるのです。

「もしも自分なら、この上司のように部下にダメ出しをするだろうか？」

自分が嫌だと思っている行動は自分だったら絶対にやらない行動であ

ることが多いでしょう。なぜなら、そんなことをしたら批判され非難されるからです。

Aさんも怒りに気づいたとき、相手の立場に立っていたといえます。

「自分だったらとてもこんなふうにダメ出しできないな。だって嫌な人って思われて嫌われるもの……」

そう考えたとき、ダメ出しをしているのが自分でなくてよかった、とほっと胸をなでおろす自分がいたのです。それもある種の喜びといえます。さらに、ほっと胸をなでおろした瞬間は一次感情に気づく入り口でもあります。例に挙げた「上司に指摘されて怒りを覚えるケース」においての怒りとは、自己肯定感の弱さゆえに批判される恐れからきています。

しかし、この気づきによって一次感情である「怒り」は力を失います。怒りの陰に隠れていた恐れも、光に照らされた雪が溶け出すように、薄れていきます。そして弱かった自己肯定感は少しずつ力を取り戻していくのです。

まとめ

怒りは喜びの種である

怒りは幸せの糸口に

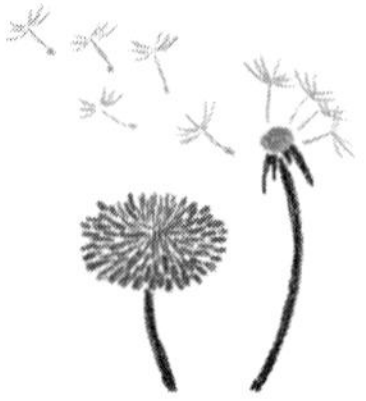

今までは自分の悲しみ、恐れ、怒りで手一杯でした。**まわりの人に批判される恐れ、そして批判してくる上司や仕事相手に対する苛立ちを何度もリアルタイムで客観視できると、それらのネガティブ感情を手放せたことで大きな喜びを感じます。**

あるとき、悲しみ、恐れ、怒りを手放した後で上司に率直に自分の心情を語ってみました。

マインドフルに本音を語ることができたとき、相手もつられてハッと我に返ったようでした。

「あなたもつらかったんだね。ごめんなさい。私もついイライラしてしまって、そのイライラをあなたにぶつけてしまっていた。これから気をつける」

マインドフルネスの効果は自分だけではなく相手にも伝染するところに真価があります。つまり、対立し合う二人であっても片方がマインドフルネスを取り戻してネガティブ思考を手放し、ネガティブ感情を癒すことができ、さらにマインドフルなコミュニケーションができたなら、双方が怒りを鎮め、誤解と偏見を乗り越えて分かり合える可能性があるのです。

マインドフルなコミュニケーションについては次の章で詳しく解説します。

まとめ

マインドフルネスは良い影響をほかにも与える

陰陽五行論概説

ここで陰陽五行論についてわかりやすく解説します。

西洋医学の医師である私は、西洋医学だけでは対処が難しい疾患もあることを知り、それ以外のさまざまな手法を学んできました。そのひとつが瞑想によって潜在意識の自己肯定感を強化するマインドフルネスです。そしてもうひとつが身体とともに目に見えないエネルギーである「氣」にアプローチする東洋医学（漢方医学と陰陽五行論）です。マインドフルネスと東洋医学を学んで私の治療スタイルは大きく変わりました。

陰陽五行論をよく知りませんという人、もっと詳しく知りたいという人に向けてぜひご一読いただきたいところです。

西洋では科学的な根拠をもとにした治療を行います。一方、古来、東洋ではちょっと違った理論から病気の治療を行っています。その理論が、陰陽五行論です。万物は陰陽の２つの極をもち、そして木、火、土、金、水の５つの性質に分類されています。

東洋医学でとりわけ大切な概念がこの４つです。

「氣・血・水」
「未病」
「陰陽」
「五行＝木、火、土、金、水」

この4つをまずは解説します。

さらに五行を活用するうえで重要な概念である「相生の法則」についても簡単に触れておきます。

氣・血・水

東洋医学では氣・血・水の3つが滞りなく流れているのが健康と言われています。このうち血と水はわかりやすいですね。血は血管を流れています。血が滞ると心筋梗塞や脳梗塞を起こします。水はリンパ管を流れていて滞れば浮腫《ふしゅ》が起こってむくんだり、心不全を起こしたりもします。

血と水は目で見えるので科学的に研究できます。だから西洋医学でも重要視されています。それに比べて目に見えない氣は西洋医学では無視されてきました。もちろん、氣は実在します。血が血管を流れ、水がリンパ管を流れるように、氣は経絡《けいらく》という道を流れています。

経絡の途中で氣が滞れば、滞ったポイントの下流には氣が流れないので氣が枯渇します。そして上流では流れずに滞った氣があふれかえっています。東洋医学では経絡上のポイント、いわゆるツボに鍼《はり》をうったり灸《きゅう》をすえたりして氣の滞りを解消したり、氣を補ったりすることで治療を行います。また漢方薬にも氣の流れをスムーズにする薬が存在します。

未病

体調が悪くて病院に行くといろいろな検査をして病気を診断し、治療を行います。この際、氣・血・水のうち、西洋医学でわかるのは血と水だけで、氣のことは診断できません。氣は目に見えず、顕微鏡でも見つけられないからです。

また氣は心電図やレントゲン・ＣＴやＭＲＩにもうつりません。つまり、氣の滞りが原因で体調を崩して西洋医学の病院に行っても病気という診断はつかないというわけです。

一方、東洋医学には「未病」という概念があります。未だ病気ではないが元気ではない状態のことをいいます。未病は氣の滞りが原因なので、西洋医学では診断がつきませんが、東洋医学なら治療の方法があります。氣の滞りを治すのは東洋医学の得意技なのです。

未病の状態で西洋医学の病院に行けば、検査では異常がないから「気のせい」でしょうと言われ治療してもらえません。しかし東洋医学の専門家にかかれば「氣のせい」ですねと言われて治療が始まることがあるのです。

陰陽

陰陽というのは陰と陽という対極の状態を指しています。転じてこの世界は陰陽2つの極に分かれているということを意味します。善と悪、表と裏、白と黒、マイナスとプラス、月と太陽、女と男、味方と敵など、2つの極に分かれているものがまさにそうです。

東洋医学では陰陽のバランスをとることが大切です。陰に偏っているときは陽を足し、陽に偏っているときは陰を足してバランスをとるのです。漢方薬もまた、身体の陰陽、薬の陰陽のバランスを考えて処方しているのです。

五行＝木・火・土・金・水

さらに万物は木、火、土、金、水の５つの性質に分類されています。この本は感情について解説する本です。当然、感情もまた５つに分類します。

木、火、土、金、水はこの順番で並んでいます。そしてこの順番にエネルギーが流れています。木↓火↓土↓金↓水（↓木）そして最後まで行くと木に戻り、永遠に循環します。

氣・血・水と同様に五行も滞りなく流れていることが大切です。エネルギーですからどこかで停滞すれば差しさわりが出ます。

以上をまとめて考えると、東洋医学でいうところの健康とはこうなります。

1　氣・血・水が滞りなく流れている
2　陰陽のバランスがとれている
3　五行も滞りなく循環している

五行の各論

次に五行についてひとつずつ簡単に解説します。

木＝怒り

木は樹木です。成長のシンボルで季節は春です。色は青。木だから緑じゃないのかとお思いの方もいるかと思います。古代の中国では青と緑の違いはあまり明確じゃなかったらしいですね。成長のシンボルでもありますが、その反面、未熟であるとも言えます。「青春」とか「青二才」などはそのあたりに語源があります。感情は怒りです。

火＝喜び

火は炎です。赤々と燃える炎は上昇のシンボルで季節は予想通り夏です。そして色は赤（朱）です。木＝青＝春の関係でいえば、火＝朱＝夏です。朱夏《しゅか》は人生の真っ盛りの年代、主に壮年時代を表します。そして感情は喜びとなります。

土＝思い

土は大地で万物をはぐくむパワーを持っています。季節は土用とこれだけ異色です。土用とは各季節の移り変わる期間にあたります。色は黄色です。中国の黄河流域、黄砂の色と考えられます。感情は「思い」です。具体的には思いやりや同情、そして物思いにふけることを指します。

金＝悲しみ

金は金属の金です。金属のように硬くて確実なもののイメージです。その反面、叩いたり熱したりすれば形を変えることもあります。色は白。季節は秋です。白秋と表現されます。感情は悲しみです。

水＝恐れ

水は命の源です。流れたり、満ちたり、形に添って変化したりします。色は黒で季節は冬。玄冬と表現されます。感情は恐れです。

以上が五行と感情との関係です。

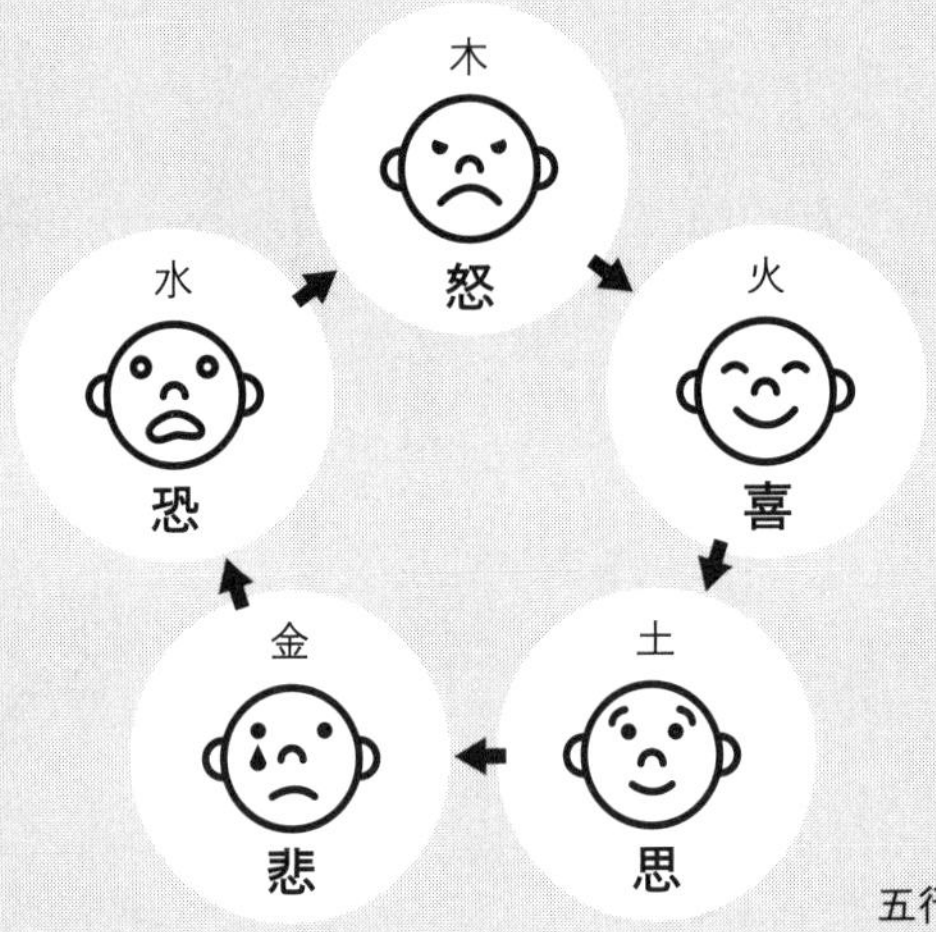

五行図について

私たちは感情から逃れることはできません。大切な何か、善きものを失えば悲しみ、失いそうだと恐れ、奪われまいとすれば怒りの感情が出るのが、あるがままの私たちです。そして感情はエネルギーですから滞りなく流れていれば問題はありません。

あるがままの感情をあるがままの形で感じていることができたなら、すなわちマインドフルに感情を客観視することができれば、やがて役割を終えた感情のエネルギーは収束していくことでしょう。

・レジで目の前に並んでいる人が小銭を数えてもたもたしている
・乱暴に割り込んできたドライバーにイラついた

このような状況で「怒り・イライラ」と感情に名前をつけ、「イライラしてしまった」と実況して客観視することで解消できればいいのです。つまり基本はマインドフルネスが大切なわけです。

ところが何かの原因で流れが滞り、ひとつのところにエネルギーが偏ったままでいると問題が発生します。その時、マインドフルネスの助けになるのが五行を使った滞りの解消法です。

感情のエネルギーの滞りをとり去って流れに戻してあげることができればいいのです。氣のエネルギーは滞りなく流れていることが大切です。流れ方にはいくつかの法則がありますが、特に重要なのは相生《そうせい》の法則《ほうそく》です。

相生の法則

さきほど五行は木→火→土→金→水（→木→……）の順に流れ、循環していると書きました。これが相生の法則です。隣り合ったものを生みだしていく流れになっています。

木が燃えると火になります。火が消えるとあとには灰が残り土になります。土の中からは金（金属）が生まれます。金を放置し冷えると表面に水が結露します。水は木を育てます。

五行の相生の法則を感情にあてはめるとこうなります。

怒り（木）→喜び・興奮（火）→思いやり・同情（土）→悲しみ（金）→恐れ（水）

↓怒り（木）……

この順番に感情は流れていきます。すなわち怒りの前には悲しみや恐れがあります。つまり、一次感情としての悲しみや恐れをもとに怒りが発生してくることがわかります。同様に怒りは喜び、さらに思いやりや愛へと転換することも可能であり、怒りをうまくコントロールすることができるようになるわけです。

すなわち、五行によって感情の流れを理解すれば、怒りの原因が悲しみや恐れであることがわかります。そして悲しみ・恐れを客観視することで、あれほど強固だった怒りは鎮まり、深い喜びへと導かれるのです。さらに自分を怒らせた敵との関係を改善し、思いやりをもって愛する可能性まで生じます。それが五行論からわかるのです。

しかし、いったん喜びや愛に至っても、マインドフルネスを失えば物思いに沈み、再び、悲しみ↓恐れ↓怒りへと戻されてしまうでしょう。

第4章

怒りを遠ざけ、思いを伝える

マインドフルネスなら
人を傷つけず本意が伝わる。
だから仲が深まる。

ありのままの怒りは伝わらない

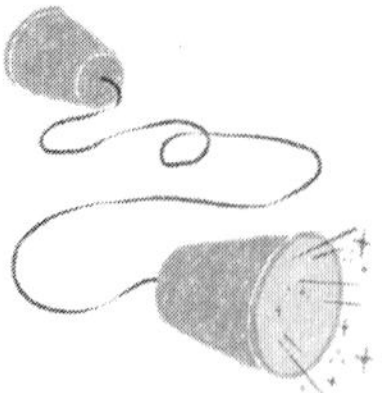

ここまで怒りなどの感情についていかに向き合うか、その方法を考えてきました。みなさんにぜひ知ってもらいたいことは、怒りはごく自然な感情だということです。決して排除してしまうのがよいことではないのです。

大切なものをなくしてしまう、あるいは奪われてしまうようなときにそれを守るのは命を守るために必要なことです。窮鼠《きゅうそ》が猫を噛むように、時には怒りが、そして怒りに伴うアドレナリンが私たちを守ることもあるのです。

悲しみや恐れなど、自分を小さく弱く感じさせる感情よりも、怒りで一時的に自己肯定感を補強したほうが、自分のことを大きく、強く感じられて気分が改善することも確かです。

しかし、怒りを怒りのままで伝えてしまい、一時の感情で怒りをぶつけてしまえば、人間関係を壊してしまうことになりかねません。そうやって後悔している方も多いのではないでしょうか。

まずは怒りを我慢したらどうなるか考えてみます。怒りを我慢するのは、人間関係を壊さないためです。もしくは反撃され、ひどい目に遭わないようにするためです。

だから自分よりも立場が強い人には怒りを我慢し、弱い人には怒りを向ける傾向があります。いじめられっ子が自分より弱いものをいじめるような理屈です。自分よりも強い相手に怒りを出せなければ弱いものに八つ当たりすることになります。自分より弱い者がいなければ反撃できない動物や虫をいじめる子もいます。

その時は怒りを我慢できても問題は解決していませんから、ずっと相手を恨んだままになります。ふとした拍子に思い出しては考えてしまうでしょう。そしてイライラしては「今度会ったらこう言ってやろう」などと威勢よく考えてもみます。

伝わらなければ自己肯定感も下がる

目の前に苛立つ相手がいないにもかかわらず、イライラしたり不安になったりすることは心身の健康に悪い影響を与えます。

「今、ここ」で必要のないネガティブ感情にとらわれているのはよろしくありません。マインドレスになってネガティブなことを考え、さらにネガティブ感情にひたることが自己肯定感を弱めるからです。

「自己肯定感が弱いのでネガティブに考えてしまう」→「ネガティブに考えてしまうから自己肯定感がさらに弱くなる」→「さらに弱くなった自己肯定感でネガティ

ブに考える」……。**こうやって無限の悪循環に陥ります。だから怒りを我慢して押し殺すことは避けたいのです。**

だからこそ、人間関係を壊さず、また逆切れされてしまう危険なしに怒りを表現する方法があれば安心なわけです。この章では怒りを感じたときにそのことをうまく相手に伝える方法や、怒りを伝えることで人間関係をさらに改善するコツなどを紹介します。

まとめ

怒りをうまく伝えて人間関係を改善する

怒りが分岐点となる2つの道

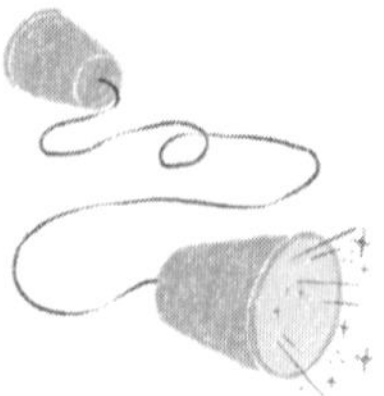

出会った二人が敵対したままなのか、それとも愛や友情へと飛躍できるのか。それで人生の喜びや幸せが決まります。**敵意や怒りを通じて愛や友情を深めることができたら最高です。**

今回、たまたま「怒り」が発生してしまいましたが、これをきっかけとして愛や友情を深め、より親密な関係になる方法を探ってみます。

少なくとも怒りの感情をそのまま相手にぶつけていくのは得策ではありません。ここでヒントになるのが今まで見てきた一次感情と二次感情の問題です。すなわち、怒りの背後にある「恐れ」や「悲しみ」なのです。

子どものころ、こんなことでよくケンカをしませんでしたか？

Ａ太君は友人Ｋ君と遊ぶ約束をすっぽかされてしまいます。その後、Ｋ君が別の子と遊んでいるのを発見。そのあとはお互いが逆上して、つかみ合いとなりました。

このことを考えてみると、その時の一次感情はなんだったでしょう。怒りは二次感情です。Ａ太君の心情を察するに、遊べなかった悲しさや見捨てられる不安だったということが推察できますね。しかし、そのとき感じた悲しみは怒りにまで一気に燃え上がり、それをＫ君にたたきつけてしまったのです。

Ａ太　「おまえ、なんで来なかったんだ？」

友人Ｋ「あ〜ええと……実は……」

A太　「裏切り者！」

最初はK君も謝ろうとしていました。しかし怒りを最初に投げつけてしまえば、あとはお互いが怒りで応戦し、頭に血が上ってわけがわからなくなってしまうのです。

もしも一次感情である悲しさや不安にマインドフルに気づいていたら、すでにA太君の心は怒りからそれていますから、怒りをそのままぶつけるという対応にならなかったはずです。

まとめ

怒りは次の怒りを生む一方で、愛や慈しみをも生む

「私」が「何」を伝えるか

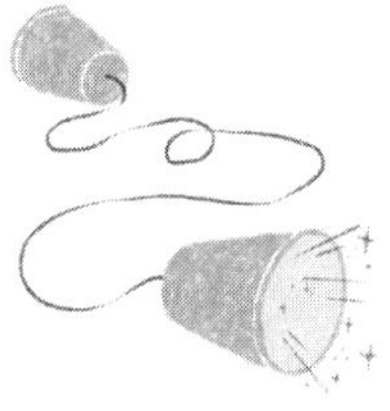

自分の気持ちや感情を伝えるとき便利なのがIメッセージです。ここで簡単にIメッセージとそれに対応するYOUメッセージについて解説しておきます。

Iメッセージとは私が主語のメッセージのことで、YOUメッセージとはあなたを主語としたメッセージのことです。

Iメッセージでは、「私はあなたがいなくてつらいと思っている」「僕は何が起きるのかわからず不安なんだ」と自分を主体にして自分の考えていることや、感じたことを伝えていくので、相手の反発や怒りを緩和して共感や同情を得やすいという特徴があります。

それに対してYOUメッセージでは「（あなたは）きれいに部屋を片づけたほうがいい」「なぜもっとちゃんと（あなたは）教えてくれなかったのか」「（あなたは）時間管理があまりうまくない」などおおむね相手に何かをさせるような語調になったりして、反感をかいやすくなる傾向にあります。

ここでA太君と友人K君とのケンカでのセリフをもう一度振り返ります。

「裏切り者！」には「あなた」とか「YOU」などの主語はありませんが、ここは「YOU」が主語です。「あなたは裏切り者である！」と弾劾しているのです。

最初、謝ろうとしていたK君もA太君の罵詈雑言《ばりぞうごん》を聴けば頭に血が上ります。その結果がつかみ合いのケンカとなるのです。

何より伝えたい大切な言葉

これを形だけＹＯＵメッセージからＩメッセージに変えてもうまくいきません。「お前は裏切り者だ！」から「私は頭にきた」に変えても怒りを伝えて断罪していることに変わりはありませんね。

ここはせっかく気づいた一次感情にフォーカスしてみましょう。 マインドフルに怒り、そしてＩメッセージで伝えるのです。それこそが真髄なのです。その際大切なことは自分を主語に言えばいいということではなく、自分の感じた悲しみや恐れなどの一次感情を伝えるところにあります。

「約束の時間に来ないもんだからさみしくなった」
「嫌われたんじゃないかってすごく不安になった」

このように一次感情を正確に表しましょう。すると会話の進行はきっとこうなるはずです。

A太　「Kじゃん‼　約束の時間に一人だったからさびしかったよ」

友人K「……あ！」

A太　「それに嫌われたんじゃないかってちょっと不安だったんだ」

友人K「ごめん。でもそうじゃないよ！　途中でO君に呼び止められて話しかけられて宿題のことで話をしていたんだ。今から遊ぼうよ」

A太　「そうだったんだ！　そうしよう」

このようにして誤解も生まれず、怒りも生まれないで、会話が成り立つのです。

怒りを表現すると相手を批判・非難してしまうことが多いのです。そうならないためにも、自分の心の声を聴き、怒りではなく、「なぜ怒りを感じたのか」その根本部分をマインドフルネスで客観視する必要があります。その感じたことをしっかりと自分主体で伝える。そのことが何よりも大切です。

そのためにマインドフルネスはやはり非常に有効なのです。

まとめ

Ｉメッセージで
あなたの悲しみを伝える

第5章

相手の怒りを受け止める

怒っている人に
つられないための
マインドフルネス。

大切な関係を壊したくないとき

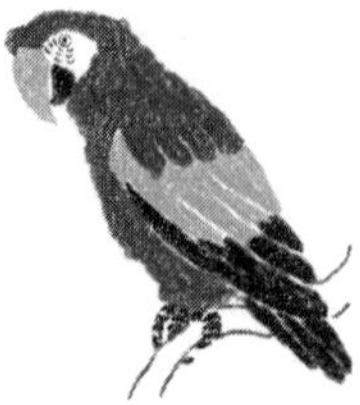

怒りはとても激しい感情ですから、目の前に怒っている人やイライラしている人がいると怖くなります。しかし相手の怒りに対して、怒りをもってすれば戦いの始まりです。

もちろん、戦う必要があるときはそれでいいのです。戦うとか逃げるとかも立派な戦略です。自分を守るために戦うべきときもあります。暴漢やＤＶの加害者など、目の前に暴力をふるおうとする人がいるときは是非もなく逃げるが勝ちです。しかし大切な人間関係が相手との間にある場合は、その関係を壊しかねません。**大切な関係を壊したくないときはどうすればいいでしょうか。**

怒りの裏には一次感情としての悲しみや恐れがありました。それは自分だけではなく、相手の感情にもあるということです。つまりオリジナルな感情が相手の怒りの裏にもあるわけですね。

とはいえ、「あなたのその怒りの裏には君の自己肯定感の弱さからくる悲しみや恐れがあって……」と諭《さと》したとしても、相手は不快に感じるでしょうし、怒りの炎に油を注ぐようなものでしょう。そのメカニズムは相手自らが悟るしかありません。

怒っている人が一次感情の悲しみや恐れに自分で気づくのはとても難しいことです。対話がうまく進まなければ、相手はさらに激怒し、あなたがマインドフルネスな状態であったとしても、すぐさまその状態はかき消され、相手の怒りの渦の中に巻き込まれてしまいます。**そこで有効な方法が「傾聴」なのです。**

傾聴とは「相手に関心をもち、相手を理解したいと願って、批判やアドバイスを

せずに、耳を傾けて相手の言葉などを聴くこと」です。傾聴によって話し手と聴き手の心の絆を確かなものにし、話し手が自ら悩みを解決する手助けをします。カウンセラーがクライアント（相談者）に行う基本的な手法ですが、それ以外でも人と関わるすべての人にとても役に立つコミュニケーション技術です。

本章では、一般的な傾聴に加えて、マインドフルネスや陰陽五行の知恵も取り込んだ、より実践的な傾聴方法となっています。マインドフルネスのさまざまな波及力を発揮していただければと思います。

まとめ

怒る相手に マインドフルネス体験を

気づきを受け取り、気づきを与える

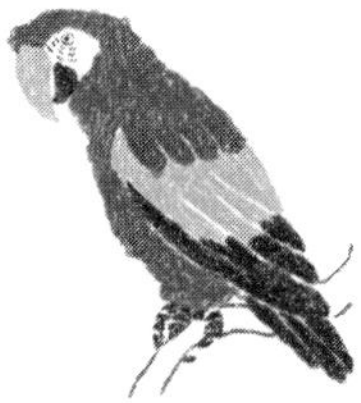

基本的なことですが、傾聴の姿勢として、何かをしながらではいけません。ただ聴くのではなく、相手を理解しようと向き合って話を聴きましょう。

聴き手は、マインドフルな状態に留まることによって、お互いの関係を客観視して効果的に傾聴することができます。たとえば、タイミングよくあいづちを打ち、そしてうなずくことは聴き手がしっかりと聴いていると伝えるためにもすごく効果的です。それもマインドフルな状態だからこそ、うなずきやあいづちもタイミングよく効果的にできるのです。傾聴することを通して聴き手のマインドフルネスの体験はより強化されることでしょう。

また、話し手にとっては「今、自分の話を理解してもらっている」、「聴き手がこの話に興味をもっているな」と感じることが大切です。

効果的なあいづちやうなずきによって、話し手が「関心を持って注目してもらえた」と感じたら、「自分も正直な気持ちを話してみよう」と安心して自分の心の内をさらけ出すことができます。

オウム返しも傾聴のテクニックとして効果的です。

聴き手が話し手の言葉をオウムのように繰り返すことで、聴き手が正確に理解してくれているなと感じてさらに話そうという気持ちになるのです。

言葉通りに返すのではなく相手の心情をくんで返すこともあります。そうやってオウム返しで話を進めていくと、話し手が話したいときはどんどん話が続きます。

また、傾聴されることによって話し手は怒りと、そしてその裏にある一次感情に

気づく可能性があります。うまく相手の感情を引き出し、誘導することで、怒っている本人に「なぜ怒っているのか」というところまで、話を聴いて気づかせてあげるのです。相手をマインドフルネスへと導きましょう。

K君が実践した傾聴

さきほどの遊ぶ約束をしていてすっぽかされ頭にきていたA太君の話を例にしましょう。

その時はK君に対して逆上しました。ほかの友人と一緒にいるところを見て怒っています。怒っている人は渦中にいるときにはどうしようもありませんが、一次感情（悲しみや不安）に気づくことができると、ほっと一息つくことができます。謝罪の言葉が心に届くのはそれからです。では会話例を見てみましょう。

「O君といたじゃないか、見たんだぞ！」→**「僕がO君といたのを見て怒らせてし**

まったんだね」→「僕と遊ぶ約束があったじゃないか。ほかの子と遊ぶなんてひどいよ」→**「そうか。ひどい奴だと思ったんだね」**→「そうだよ、すごく悲しかったんだよ。それに嫌われたのかと思って怖かったんだ」→**「悲しくて不安にさせちゃったんだね、ごめんね。君をそんなに傷つけたなんて知らなかった。今度から約束はちゃんと守ることにするよ」**

A太君が会話の中で悲しみや不安などの一次感情に気づけたのは傾聴の力です。うなずきやあいづち、そして相手から出てくる言葉をそのまま返すオウム返しを使っていると、もっと話したいという気持ちになります。そしていつか心の奥、つまり潜在意識に隠されていた本音（一次感情）まで語られることになります。

自分の口から本音の一次感情を語ったときにはじめて語り手は自分の本音に気づき、怒りの奥にある悲しみや恐れ・不安という一次感情にふれることができました。

その結果、怒りは鎮められ、悲しみと恐れ・不安は癒されたのです。これこそまさにマインドフルネスの波及効果といえるのです。

まとめ

傾聴で本当の感情に気づかせる

大切な人の自己肯定感も強まる

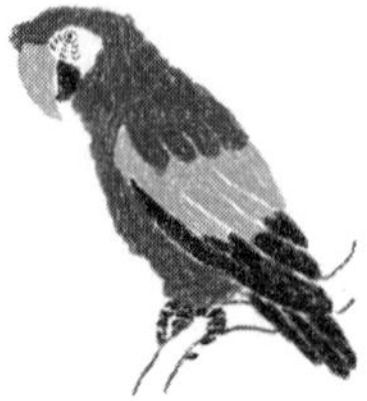

傾聴は怒りを鎮め、一次感情としての悲しみや恐れに気づかせる力があることを示しました。傾聴にはもうひとつ重要な効果があります。**傾聴されることで話し手は自己肯定感を強化されるのです。**

子どものころ、きちんと話を聴いてもらえずに悲しい気持ちになったことはありませんか。また、話を途中でさえぎられたり、批判されたり、できもしないアドバイスをされたりして嫌な気持ちになったことはありませんでしたでしょうか。

困ったことがあって愚痴《ぐち》を言っていて「それならちゃんと嫌だって言ったらいいじゃない」などというアドバイスをもらっても「嫌だって言えるなら最初から相談

してないよな……」とかえって暗い気持ちになったことはありませんか。ただ黙って聴いてくれたらいいのになと思いませんでしたか。

話をきちんと聴いてもらえないと、理解してもらえなかったという想いとともに、自分の話なんて聴いてもらう価値がないという破壊的なメッセージが潜在意識に入ります。それがいつしか自分には価値がないという暗示となり、自己肯定感を損《そこ》ねていくのです。

その反対に、話を最後まできちんと聴いてもらえると「自分の話は聴く価値がある、自分には価値がある」という強力なメッセージが届くとともに自己肯定感が強化されます。

もしもあなたが子育て中なら、お子さんの話を最後まできちんと聴いてあげることが最高の子育てといえるでしょう。もしもあなたに大切な人がいるなら、その人の話を傾聴してあげることが何よりのプレゼントとなるのです。傾聴はその人との関係を親密にしてくれます。

傾聴は聴き手のマインドフルネス能力を高める

傾聴は聴いてもらう人へのプレゼントとなるばかりでなく、自分自身にとても素晴らしいプレゼントとなります。それがマインドフルネスの強化です。

聴き手が傾聴から離れてついアドバイスしてしまうことがあります。すべてのアドバイスが悪いわけではありません。ただ大切なことは、話し手が自分の言いたいことを全部聴いてもらえた、と満足できたかどうかです。

傾聴するとき、ついわかったつもりになって話を途中でさえぎったり、アドバイスや批判をしたくなったりします。その時、自分の心の中で意見したい、批判したい、アドバイスしたいという気持ちがわいてきて、その瞬間、「話をさえぎりそうになった！」「アドバイスしそうになった！」と気づいたら、マインドフルネス体験をしているのです。聴き手がマインドフルなら相手の話を中断させるような衝動をおさえて傾聴を続けることができるでしょう。

傾聴することを通じて自分の心の中でそれらの傾聴を妨げる気持ちにマインドフルに気づくことで、マインドフルネスの能力もまた磨かれていくのです。

まとめ

傾聴で高める
互いのマインドフルネス

アドバイスをしてはいけない？

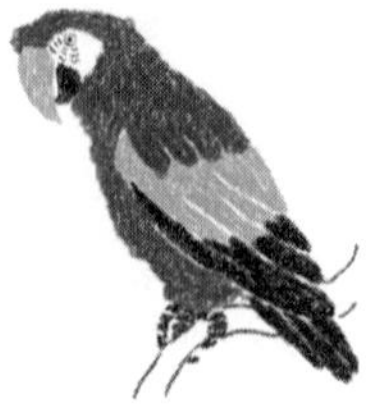

ここまで読まれた方はアドバイスをしてはいけないと思われたかもしれません。しかし親として、パートナーとして、そして友人として困っている人にアドバイスしたいときがあります。

たとえばお子さんが学校に行きたくないという話をしていたとします。傾聴の結果、子どもの本音が出てきてそれがいじめであれば、「なるほどそれでは行きたくないのもわかる」と共感できるでしょう。

しかし、たとえば怠《なま》けたいとか遊んで暮らしたいなどという内容ならとても共感できないでしょうし、むしろ怒りを感じることでしょう。もしかしたら子どもの話を途中でさえぎって怒ってしまうかもしれませんね。

ここで傾聴の定義をもう一度確かめておきます。傾聴とは「相手に関心をもち、相手を理解したいと願って、批判やアドバイスをせずに、耳を傾けて相手の言葉などを聴くこと」です。そう、傾聴は決して共感することではないのです。共感は理解の結果です。なんでもかんでも共感できるというわけではありませんし、またその必要もありません。

十分に傾聴してもらえたら話し手は聴いてもらえたと感じ、ほっと一息つくことができます。そして最後まで口をはさまずに聴いてくれた聴き手を信頼します。**十分に傾聴し、信頼してもらったとき、はじめてアドバイスが届きます。**

「そうだったんだね。でもね、私はこう思う」

そこから先、どのようなアドバイスをするかはあなたにまかせます。いつわりのないあなたの気持ちを伝えてあげてください。子どもや家族、恋人や友人に対しても怒りではなく、Ｉメッセージで愛を伝えてあげてください。

以上、fight（闘争）でもflight（逃走）でもない、第三の道をひらくマインドフルなＩメッセージと傾聴について考察しました。ただしＤＶやハラスメントをする人にはfight（闘争）やflight（逃走）などが必要であることを付け加えておきます。

まとめ

十分に受け止めることこそ傾聴の極意

第6章

マインドフルネス・ストーリー

事例に沿って「気づき」をリアルに体験してみる。

ストーリーで
マインドフルネスを学ぼう

さて第1章から怒りのメカニズムについて、第2章では10秒でできるマインドフルネスのエクササイズについて、第3章では怒りをエネルギーとしてとらえる陰陽五行論について紹介してきました。それを受けて第4章、第5章では相手に怒りを伝える方法、相手の怒りを受け止める方法をご紹介しました。

マインドフルネスは偶然によってもたらされる一瞬のものであり、その瞬間を意図的に作り出すことはできません。実体験の中では奇跡のようなものです。そこで本章ではこれまで学んできたことを身近な例に沿って紹介していきたいと思います。ある人の悩みに沿ってマインドフルネスを感じ、実践したものをここで体感してもらいたいと思います。

- **どんなときにマインドフルネスになるのか**
- **マインドフルネスを日常に取り入れるには、何に気をつければいいのか**
- **自分の怒りのもとを見つけるにはどんな風に考えればいいのか**
- **相手がいる場合にはどうやって話しているのか**

など、「実際にやってみてほしい」「読んでみてここがわからない」など、実践する前の予行練習となるような内容になっているかと思います。日常でマインドフルネスをもっと取り入れる際にぜひ読んでいただければと思います。

まとめ

自分がやっているつもりで読んでみよう

PART 1 いつも遅れる友人にイライラ

Hさんには待ち合わせの時間にしょっちゅう遅れてくる知人がいました。最初は気にもとめていませんでした。1時間とかそんなすごい遅れをするわけではなく、せいぜい5分とか10分の時間、必ず遅れてくる。ときにはその遅れで移動の電車も次の便にしなければいけなかったり、映画の上映を次のにしなければいけなかったりと、微妙に予定がずれてしまうことがよくありました。この日も、予約していた時刻にお店には行けそうもないようです。

「なんで遅れるんだよ～」と文句を言いますが、「あ～、ごめんごめん」と軽くあしらわれるように謝られます。なんだか軽く見られているのか、Hさんの心の中では「イライラ」や「不満」、「モヤモヤする」といった気持ちが出てきておさまりません。

ここでちょっとマインドフルネス

Hさんにはマインドフルネスになるチャンスがありました。それは文句を言う前。待たされてイライラしているときに、自分の今の気持ちを実況中継すれば、イライラは客観視されて軽くなります。それで文句を言わずにすむこともあります。

怒りを感じたときに、その怒りを相手にぶつけず、うまく処理するためにマインドフルネスは効果的です。Hさんもマインドフルネスでイライラを客観視することを心がけていました。

しかしHさんが感じていたイライラはこの時点では完全には解消しませんでした。いったんは振り払えてもいつの間にか「なんでいつもあいつは遅れてくるんだ」と考えては、その都度、嫌な気分に浸ってしまうようです。

PART 2
怒りをマインドフルネスで鎮めてみる

Hさんはマインドフルネスの習慣を取り入れると、その場でのモヤモヤは軽くなりました。10秒マインドフルネスで「口をあけて（76ページ）」みたり、「靴の中で足の指を広げて（88ページ）」みたりすることで気持ちがラクになっているのを感じます。

しかし、実況して解き放ったはずのイライラした気持ちが、またすぐに戻ってくるようになりました。「自分はイライラしている」と実況してもマインドレスになると、「なんでいつもあいつは遅れてくるんだ」と考え、友人に怒りをぶつけてしまいそうになるのです。

友人の遅刻癖だけではなく、Hさん自身に原因があるのではと気づくようになりました。

ここでちょっとマインドフルネス

マインドフルネスの状態であればその場の怒りは緩和されます。マインドフルネスが習慣化すれば怒りに惑わされない客観的な自分でいられるようになります。しかし、なかなか消えないイライラには何か裏があるものです。

Hさんはその消えない怒りに気づき始めていますね、これもまたマインドフルネスの賜物なのです。

その気づきは非常に大切です。彼以外での待ち合わせでも待たされるたびに苛立ちに気づき始めるでしょう。その時にこそ「イライラした」と実況し、次に「なんでこのイライラは続くんだろう」と、怒りの根本に気持ちを向けておくのです。

本書でも陰陽五行論において、怒りの本当の原因は悲しみや恐れであることを紹介しています。Hさん自身の怒りの原因にフォーカスしていくことが大切になります。

PART 3

遅刻を許せないHさんが本当に感じていたもの

Hさんは自分の怒りを客観視して、リアルタイムの怒りを手放すことができるようになった一方で、なぜかおさまらない怒りがずっとあることに気づきました。

気づきを得たHさんは自分の心の動きに注目してみました。自分自身は人を待たせるのが嫌いです。だから約束の5分前には行くように心がけていました。相手を待たせたら悪い、相手の時間を奪うことが申し訳ないと思っているからです。「これだけ気を遣っているのに君は俺の時間を大切にしない」という不満が自分のイライラの原因だと思っていました。

そう思いながらも「なんでこんなに怒りがおさまらないんだろう」と自問自答し

たあと、「自分なら絶対に待たせないのに」と思いました。「そんなことしたら非難されそうだ」と続けてこんな言葉が出たところでハッと我に返りました。

自分は頑張って時間を守るようにしているにもかかわらず、それをまったく気にしない友人にイライラしている。しかし本当の感情はそうした怒りではなくて、別の感情があることに気づいたのでした。

ここでちょっとマインドフルネス

マインドフルネスが日常に定着すると、気づきを通して自分の心の動きに注目する時間が増えていきます。Hさんもそうです。

自分が気をつけているのだから、相手も気をつけてほしいという気持ちがイライラの根本だと考えていたHさんは、人が遅れてきて苛立つ気持ちを客観視してみたものの、依然としてモヤモヤしたものがいつまでも残っていました。**そうして「このモヤモヤはなぜか」という疑問がついに「待たせたら非難されるかもしれない」という恐れだと気づいたのです。**

Hさんが遅れないようにしていたのは「待たせたら悪い」という思いやりや相手を尊重する気持ちではなく、自分が怒られないようにするためだったのです。時間を守らなければ自分が非難されてしまう、という恐れの気持ちがあったのです。

そんなややこしい状況なのに、表面に出ているイライラだけを実況し、客観視しても問題は解決しません。ではこのイライラを解消するためにはどうしたらいいでしょう。

そのためには、「時間に遅れたら非難されるのではないか」という恐れを解消してあげることです。本当の感情である「待たせたら非難される」という恐れを感じた瞬間、リアルタイムにその怒りを客観視して軽減します。その結果、非難されるから待たせないのではなく、相手への思いやりから遅刻しない、というマインドへと変化するのです。

結果としての行動は「待たせない」で一緒ですが、動機はまったく違います。前者は恐れから、後者は愛からくる行動になります。

PART 4

Hさんの恐れを解放する

これまでは待たされたときに感じたイライラを客観視していましたが、なぜかおさまらない怒りの原因を見つけることができました。

自分の本当の感情は「人を待たせて非難されたくない」という恐れだったことに気づいたのです。それ以後は待たせたら非難されるという恐れを中心にマインドフルに見つめるようにしました。

そうすると、時間にゆとりをもって出かけようとしているときや電車の乗り継ぎのとき、電車が遅れているというアナウンスを聞くときなど、「間に合わなかったらどうしようと心配している自分」、「非難されたらどうしようと恐れている自分」

がいることに気づいたのです。Ｈさんはそこをマインドフルに見つめるようにしました。

「間に合わなかったらどうしようと心配している」

「非難されたらどうしようと恐れている」

このように実況するたびに心配と恐れはその都度客観視されて手放されていきます。しかし、客観視したはずの恐れは、待ち合わせのたびに襲ってきます。

その後何度も待たされる苛立ちを手放し、待たせて非難される恐れを客観視しているうちにある日、夢を見ました。

Ｈさんは宇宙船に乗っていて別の宇宙船を追いかけています。何かの事情で追いつけないと取り返しがつかない事態に陥るらしいのですが、なかなか追いつけません。凄く焦っています。それどころか宇宙船の性能に差があって、ワープするごとに少しずつ離されて相手の宇宙船が小さくなっていきます。5～6回目のワープでついに相手を見失い、途方に暮れて悲しみに沈んでいるところで目が覚めました。目が覚めてから強烈にある思い出が頭をよぎりました。それはHさんの子どもの頃の思い出だったのです。

ここでちょっとマインドフルネス

友人に対して怒っていたHさんの根底にあったものは恐れという感情でした。日々のマインドフルネスの体験によって、消えない怒りの本性が徐々に明らかになったわけです。

ただ長年怒りとして扱っていた恐れの感情が、一度のマインドフルネスの体験でなくなるとは限りません。事実、Hさんもまた、恐れの感情に気づいたときにはその都度、「間に合わないと非難される」と実況して、その恐れを客観視していました。

恐れはあなたの生きてきた時間とともに潜在意識の奥深くに根づいてしまっているものなので、その都度マインドフルネスで客観視してあげることが非常に大切で

す。

そうしていると、またHさんにはある変化が訪れました。宇宙船に乗ってほかの宇宙船を追いかける夢です。

夢には目が覚めている間に心配したり気にかけていることを整理したり検索したりする作用があります。つまり夢が気にかかっていた未解決な出来事に対する潜在意識からのヒントとなることもあるのです。今回のHさんの夢はまさにこのような例でしょう。

Hさんの恐れもまた、何度客観視してもなかなか消えることはありませんでした。それもまたほかの原因があったのです。その場で感じた感情をマインドフルに客観視したからこそ夢として暗示的に出てきたのです。

陰陽五行論によると感情の流れは「恐れ」から「怒り」へと進みます。「恐れ」よりさらにさかのぼると「悲しみ」から「恐れ」へと変化します。そこから怒りへと変化するようになります。Hさんの本当に感じているものは「恐れ」より前の感情にありそうです。

PART 5

Hさんの根底にあった悲しみの感情

宇宙船の夢を見た朝は、小さなころの思い出がHさんの頭のなかで鮮明によみがえります。

Hさんが自分の母親と一緒に外出していたときの記憶です。Hさんがもっと遊んでいたい、家に帰りたくないと言い、母親を怒らせてしまいました。聞き分けのよくない息子に怒った母親が、Hさんを置いてどんどん先に歩いていく。Hさんは見捨てられてしまうと、泣きながら追いかけますが、なかなか追いつけず、必死になって走ったというものです。

唐突で暗示的な夢と、そこでよみがえった記憶。Hさんは自分の怒りの根っこに、思わずハッとしたのでした。恐れのその奥にある悲しみの感情に気づいたのです。

ここでちょっとマインドフルネス

駄々をこねる子ども、見捨てると脅す母親。どこにでもある光景ですが、その記憶が大きなショックとして潜在意識に刻み込まれることは少なくありません。

一度悲しい目に遭えばまた同じ目に遭うのではと恐れを抱きます。ここでは「悲しみが生んだ恐れ」がＨさんの潜在意識に刷り込まれていました。人を待たせれば非難され、見捨てられるかもしれない……。その恐れが原因で待ち合わせ場所には５分前には行くようにしていたのです。

Ｈさんはこれまで何度も「悲しみ→恐れ→怒り」の感情のサイクルを回し、そのたびにこのサイクルを強化し、自己肯定感を下げ、解消されない怒りに悩んでいたのです。

本当の感情をマインドフルに見つめる

待たされてイライラしたときに感じていたオリジナルの感情が「見捨てられた悲しみとまた見捨てられるかもという不安」に気づいたHさんはとてもラクになりました。

待たされればイライラしますが、「ああ、またこのパターンだ」と気づき、客観視できるからです。「イライラした」「今、自分は怒っている」と表面に出ている感情を客観視し、その奥に隠された恐れと悲しみにマインドフルに気づいておけば、驚くほどにイライラすることは解消されていくのを感じます。友人に対しても怒りで相手を罵倒《ばとう》しそうになることはなくなったのです。長年続いた怒り、その原因である一次感情の悲しみと恐れ。その連鎖に終止符を打つことができ、Hさんは深い喜びを感じるのでした。

ここでちょっとマインドフルネス

Hさんはマインドフルネスの習慣と気づきを得る毎日の中で、ついに自身の怒りについて、本質的な解決にまでたどりつくことができました。

「待たされればイライラする」。この感情だけを客観視してもすぐになくすことはできませんでしたが、深くマインドフルに見つめれば、本当の感情や、自分の感情を感じるパターンについて気づき、怒りの感情をうまくコントロールできるでしょう。

それでもイライラが残るときにはオリジナルの見捨てられた悲しみに気づいて「見捨てられたかと思って悲しくなった」、もしくは非難される不安に焦点をあてて「遅れたら非難されるんじゃないかと恐れた」と実況しましょう。怒りまで発展させることなく解決できるようになるでしょう。

PART7 「遅れないでほしい」をどう伝えるか

マインドフルネスのおかげで怒りを手放すことができ、喜びにまで至ったHさんには、自分のことだけでなく、相手のことも考える余裕が出てきました。なぜ友人は遅れてくるのだろうと思うようになったのです。友人も自分と同様に同じ人間であり、相手に批判され嫌われてしまう不安はあるはずです。自分とは違う理由であるにせよ、友人にも何かあるのではと考えるようになりました。

そんな不安を抱えていたとして、批判される危険を冒してまで遅れてくるには何かあるのではないか。Hさんは自分がこんな風に思っているということを伝えたいと思う一方で、友人のことも知りたいと思うようになったのです。

ここでちょっとマインドフルネス

Hさんはマインドフルネスによって怒りをコントロールし、相手のことを考える余裕が出てきています。Hさんは怒りの感情で相手を非難することはないでしょう。自分の怒りの元をしっかりと客観視することで、自分が今どんな感情を感じているのかを説明することができるまでになっているからです。

コミュニケーションの目的は相互理解を深めて愛情や友情を作り上げることです。二次感情である怒りをそのまま伝えれば、伝えられた相手は落ち込んでしまうか、反発するか。どちらにしてもそれは本意ではありませんね。

マインドフルに自分の心の声を聴き、一次感情である恐れや悲しみをしっかりと客観視し、知ることができたのですから、相手にはそれを伝えてみます。

「毎回遅刻してくるから軽視されていると感じて悲しくなるんだ」（悲しみの場合）
「来ないんじゃないかと思って不安だった」（恐れの場合）

一次感情を伝える場合、メッセージの主語は「私」になります。つまりIメッセージですね。こうすることで非難の色合いは薄くなり、自分の気持ちを知ってほしいニュアンスが伝わります。Hさんのいつわりのない一次感情にふれた友人は「それはすまなかった。次は遅れないように頑張るよ」となるのです。

Hさんやその友人に限らず、人はそれぞれ、性格は違っていても、心の構造は似ているものです。すなわち、誰の心にも同様に恐れや悲しみがあるでしょう。**怒りにとらわれることなく、自分も相手も客観的にみることで、怒りを喜びや愛へと変化させることができるとよいですね。**

LAST PART 怒りが友情へと変化する

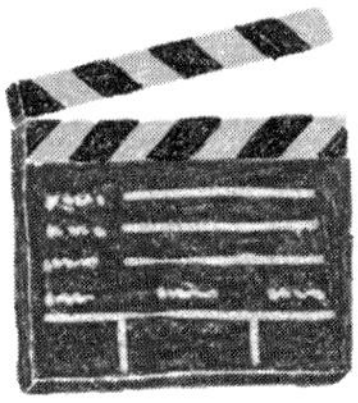

自分のいつわりのない一次感情を伝えたHさんに、友人も自分の事情を語るでしょう。「自分が朝起きるのが苦手なこと」「駅から遠く、電車も予期せず停まりやすいこと」。そして何よりも「Hさんを軽視などしていないということ」などです。

その時、H氏はマインドフルネスで怒りを手放していたのでいつものように批判せずに傾聴できました。その結果、相手の気持ちや事情も理解し共感できて、わだかまりも解消できたと感じることができました。それだけではなく、これまで以上に関係が深まり、充実感に満たされるのでした。

ここでちょっとマインドフルネス

怒りを心の中にしまい込んで抑圧してしまえば、いつか爆発して友人に強くあたってしまったり、恨みが残って友情にヒビが入ってしまったりしたことでしょう。

以上、怒りと一次感情の問題をマインドフルネス3秒ルールで解決し、さらにマインドフルに相手に怒りを伝えていく方法、そしてさらに相手の事情を聴いて理解し、共感することで友情を深める方法について解説してきました。

番外編

友人の「待ち合わせまでの出来事」

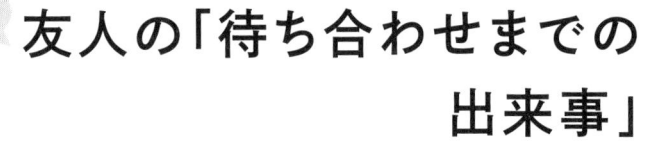

週末の土曜日、寝すぎることもなく起きることができた。今日はHと一緒に昼ご飯を食べる予定だ。出かける準備も万端。あとは待ち合わせ時刻よりも余裕をもって着けるように電車に乗るだけ。天気もすごくいい。いい1日になりそうでワクワクする。

これだけ天気がいいと、溜まっていた洗濯物を洗濯してから行こうか。洗濯して干すまでできないこともなさそうだ。

洗濯機を回している間、家の掃除もしてしまおう。

……。

掃除に夢中で洗濯が終わっていることに気づかなかった。乾かさないと。

……。

ああ、まずい。もう家を出なければいけない時間じゃないか。あれ、財布はどこだ？

……。

なんとか時刻通りに着く電車に乗れた。あれ？　電車が停まったぞ。まさか遅延？

……。

Hさん「なんで遅れるんだよ〜」

友人　「あ〜、ごめんごめん」

時間通りにきて、いつも自分を待ってくれて、しかも怒らないHは優しい。いつも許してくれるなぁ。

ここでちょっとマインドフルネス

こうして見てみると、友人の遅れてくる理由も言い訳がましく聞こえてきますが、彼なりの事情があったとわかりますね。友人のちょっとした判断のミス、予想の甘さ、そしてHさんが最終的には許してくれるだろうということに甘えていたのだとわかります。

Hさんは自分の気持ちをしっかりと伝えました。Hさんの気持ちを理解し、共感できたのなら友人も今後はぎりぎりで行動することを避け、時間通りに来ることでしょう。

第7章

アンガーダイアリーで記録する

自分の怒りのパターンを知り、
マインドフルネスの機会を
増やす。

自分の怒りのパターンを知る

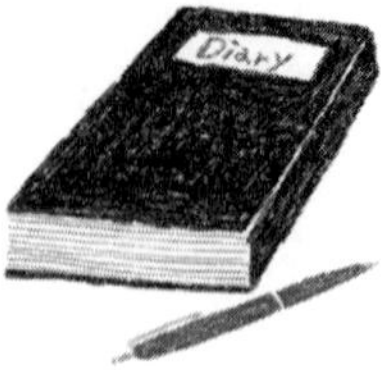

自分がどんなときに怒りやすいのかを知っておくことはとても重要です。イライラしたときに「あっ！　これはいつものパターンだ」と気づきやすくなるからです。この章ではよくある怒りのパターンと自分の怒りに気づくためのツール「アンガーダイアリー」について解説します。

怒りのパターンをいくつか挙げておきます。多くの場合、いくつかの怒りの要因が関連して、重なり合っている場合があります。

たとえば、曇りや雨が続き、頭痛で苦しんでいるときに部下が指示通り動いてくれていない場合を考えてみます。怒りの要因は曇りや雨という「環境」、頭痛という「体調」に加えて、他人が思い通りにならないという「状況」です。

ただ怒りに関しては、このような3つの要因だけですまないことが多くあります。怒りが、一次感情の「悲しみ」あるいは「恐れ」が原因であったときです。

さきほどの、部下に指示通り動かないので怒りを覚えた人を例にとれば、その根底には「馬鹿にされた悲しみ」があったかもしれません。自分の上司から仕事ができないやつと見られるのを心配していたとすれば「批判される不安」を感じていたのでしょう。つまり、３つの要因のパターンと、一次感情の２つの要因を加えた５つの項目で怒りは構成されているということです。ここで要因をまとめると、

1　環境
2　体調
3　状況

4　一次感情が恐怖

5　一次感情が悲しみ

となります。では5つの要因の例を挙げていきましょう。

1　環境

・せまいところに閉じ込められて出られない
・凄い人込みで身動きができず思うように歩けない
・暑くてじめじめしている
・低気圧が近づいている

普段ならなんなく我慢できることでも、こんな特殊な環境にいればイライラしてしまいがちです。雨が降る前は体調が悪くなるという人も多いので次の体調に分類してもいいですね。

2　体調

・疲れている
・睡眠不足で眠い
・おなかが空いている
・頭痛や吐き気などの身体症状

心身一如《しんしんいちにょ》といいます。心と身体はひとつであり、分けて考えることはできません。

身体の調子が悪いときは心の調子もまた悪くなるものです。

3 状況

・仕事がたてこんでいて忙しい
・締め切りがせまっていて時間がない
・人目を気にしている
・批判的な人が見ている
・イライラしている人が近くにいる

ゆったりとした時間の流れの中にいれば落ち着いて考えられることでも、ひとたびプレッシャーやストレスにさらされると焦ってしまいます。その結果、イライラしてしまうこともあるでしょう。また、イライラや怒りは伝染します。近くに怒りっぽい人がいれば要注意ですね。

4 一次感情が恐怖

・失敗するのではと不安
・批判されるのではないかと恐れる
・見捨てられるのではないかと不安になる

心が「今、ここ」を離れ、未来を心配すれば不安や恐怖などを感じます。そこで自分を不安・恐怖に陥らせた相手がいれば、不安・恐怖は容易に怒りに転化します。

5 一次感情が悲しみ

・とんでもない失敗をしでかした
・批判された

・見捨てられた

不安や恐怖が未来なら、悲しみは過去です。つまり心が「今、ここ」を離れ、取り返しがつかない過去を悔やむときに悲しみや絶望を感じます。そこで敵をつくってしまうと悲しみは怒りや恨みへと転じていきます。

なお、不安・恐怖なのか悲しみなのかがわかりにくいこともあります。またその両方であることも多いものです。子どものころに親を悲しませてがっかりさせた記憶があり、見捨てられるのではないかと心配しているなら、失敗しそうなときに不安とともに、もうダメだと悲しみや絶望を感じてしまうかもしれません。

厳密に分類したり、類推したりするよりも、その時にどう感じたかを客観視していくことが大切です。

アンガーダイアリーを始めよう

人の記憶は案外とあてにならないものです。何度も経験していても、意識的に見ないと気づけないことも多いのです。たとえばいつも歩いている道に突然出現した空き地にそれまでどんな家・店があったのか思い出せません。**何度も体験している怒りやイライラも意識的に、つまりマインドフルに見てみないと、自分がどんなパターンに弱いかを把握できないものです。**そこで私が推奨しているのが「アンガーダイアリー」です。

「アンガーダイアリー」では自分のイライラや怒りに気づいたときに、その時の様子を「環境」「体調」「状況」とともに記載しておきます。もしも一次感情にも気づけたらそれも記載しておきましょう。

記入例①

記入事項	内容
日付・時刻など	6月○日　午前9時半
状況は?	蒸し暑い　急いでいた
どんなことがあった?	子どもが言うことを聞かず着替えないのでイライラした
一次感情は?	姑に批判される不安

例1

蒸し暑い梅雨の日、でかけなくてはならないのに子どもがぐずって着替えをしてくれない。今日は姑の家に孫を連れていくので、奮発していい服を買ったのにいつもの遊び着でいくと言ってきかない。時間に遅れたり粗末な服でいったりすればどう思われるかとても心配で、だんだんイライラしてきた。「いいから早く着替えなさい!」つい声が荒々しくなってしまい、ついには子どもが泣きだしてしまった。

記入例②

記入事項	内容
日付・時刻など	7月×日　午後５時半
状況は?	デートの時間が迫っていた
どんなことがあった?	突然の残業命令、風邪で休んだ同僚にイライラ
一次感情は?	彼女が機嫌を悪くすることが心配

例2

今日は彼女との久しぶりのデート。とても楽しみにしていたから、はやく帰ろうと片づけをしていると、上司が呼び止めてきて、突然の残業命令……。突然風邪で休んだ同僚の穴埋めで、みんなの業務が滞ってしまったのが理由だ。ホント腹立つ!!　ああ、どうしよう彼女、また機嫌を悪くするだろうか。

記入例③

記入事項	内容
日付・時刻など	6月×日　午後５時半
状況は?	状況など　デートの時間が迫っていた
どんなことがあった?	突然の残業命令、のろのろしている同僚に怒り
一次感情は?	デートがつぶれて悲しい

例3

今日は彼氏との待ちに待ったデート。人気のお店に6時半に予約をしていてとても楽しみ。ところが上司から「なんとか残って仕事を手伝ってくれないか」って言われて……。信じられない。同僚が仕事の要領が悪くてしわ寄せが全部私のほうに来ちゃったんだ。急いでほしいのにマイペースでのんびりしてるからホント迷惑だわ!! せっかく楽しみにしていたのにがっかり。

このように気づいたことを書くだけです。スケジュール帳やちょっとしたメモ帳にでも書き溜めているだけで全然効果は違いますので、ぜひ試してみてください。

慈悲の心を育てる

また、日記に、慈悲の瞑想を書いておき、唱えるのもよいでしょう。慈悲の瞑想とは「自分とあの人の幸せを祈る」というものです。

何度も言うように、相手を傷つけるのではなく、相手とよりよい関係を築くことがコミュニケーションの目的です。**日記で自分の怒りをマインドフルに見つめられたら、慈悲の瞑想で相手の幸せを祈ってみましょう。**

以下が慈悲の瞑想の全文になります。

慈悲の瞑想

私が幸せでありますように
私の悩み苦しみがなくなりますように
私の願いごとが叶えられますように
私に悟りの光が現れますように
※私が幸せでありますように（3回）

私の親しい人々が幸せでありますように
私の親しい人々の悩み苦しみがなくなりますように
私の親しい人々の願いごとが叶えられますように
私の親しい人々にも悟りの光が現れますように
※私の親しい人々が幸せでありますように（3回）

生きとし生けるものが幸せでありますように
生きとし生けるものの悩み苦しみがなくなりますように
生きとし生けるものの願いごとが叶えられますように
生きとし生けるものにも悟りの光が現れますように
※生きとし生けるものが幸せでありますように（3回）

私の嫌いな人々も幸せでありますように
私の嫌いな人々の悩み苦しみがなくなりますように
私の嫌いな人々の願いごとが叶えられますように
私の嫌いな人々にも悟りの光が現れますように

私を嫌っている人々も幸せでありますように
私を嫌っている人々の悩み苦しみがなくなりますように
私を嫌っている人々の願いごとが叶えられますように

私を嫌っている人々にも悟りの光が現れますように
※生きとし生けるものが幸せでありますように（3回）

唱えるときは自分の幸せを祈り、次に相手の幸せを祈ります。全文をすべて唱えることはとても大変なので、「私が幸せでありますように。あの人もまた幸せでありますように」と簡略版でもよいでしょう。

アンガーダイアリーの効果

マインドフルに怒りに気づけたらそれはとても素晴らしいことです。しかし忙しい日常生活の中、記憶はあやふやになっていつか失われてしまうでしょう。アンガーダイアリーをつけることで自分の怒りやイライラのパターンがわかります。

こんな状況でイライラしやすいんだとわかれば、対策を立てやすくなります。そして自分の怒りのパターンがわかれば怒りの瞬間に「いつものあのパターンだ」とその場で気づき、リアルタイムに客観視しやすくなるのです。アンガーダイアリーをつけることは怒りを鎮め、マインドフルネス能力をも向上するのです。

まとめ

アンガーダイアリーは驚くほどの効果を発揮する

おわりに

ここまで読んでくださり、ありがとうございました。

本書の中ではいくつもの怒りの例がでてきています。その多くは私の患者さんたちの例を参考にさせていただいていますが、実は私の実体験も大いに参考にしております。

私もかつては怒りの感情に悩み、ネガティブな思考に苦しんだ経験がありました。そこから瞑想と出会い、以前よりも感情をコントロールできるようになったと思います。その中で、同じように悩み苦しんでいる方がもっとわかりやすく手軽にできる方法はないかと、10秒でできるマインドフルネスの方法を提案してきました。

こんなことがありました。ふらりと立ち寄ったおそば屋さんでの出来事です。お店は人がいっぱいで、賑わっていました。注文を終え、おそばを待っていると、後ろから大きな声が耳を刺すように響きました。ふり返ると、少し離れたテーブル席に小学生のお子さんと、その親御さんが座っていました。どうやら、自分の子どもに向かってお父さんが怒っていたのです。

「自分が言い出したことだろう！」
「ふざけるな！」
「もう二度と、△□に行きたいなんて言うな！」

と、父親が頭ごなしに怒鳴り散らしていました。母親はかばうこともできずにオロオロとし、お子さんのほうは感情を押し殺すようにうつむいたまま、じっとしていました。もう7年も前のことですが、この家族の光景は今でも鮮明に覚えています。

駄々をこねてぐずる子どもに激しく腹を立てる父親。子どもには子どもの事情があったのでしょうし、言うことを聞かない子どもに父親が感じた怒りがあったのでしょう。それもまた父親のあるがままの感情です。しかし子ども心には深い傷を残し、父親も気まずい思いを感じることとなりました。

まさにこのとき、**「怒りをそのまま伝えても相手は理解できない」「怒りでは誰も幸せになれない」と強く思ったのです**。それと同時に**「怒りを思いやりに変える方法を多くの人に知ってもらいたい」**と強く感じたことが本書の生まれるきっかけになったのでした。

怒りという感情は非常にやっかいです。怒りは多くの人を傷つけ、時には本当に大切なものをなくしてしまうこともあります。**しかし怒りでなくしてしまった大切なもの、たとえば人間関係や信頼、心の平安や健康などは、必ず取り戻せます**。マインドフルネスをうまく駆使すれば、やがてポジティブな感情へと変化することができるのです。

冒頭の宮沢賢治の『雨ニモマケズ』でもそうですね。

雨にも負けず風にも負けず、雪にも夏の暑さにも負けない丈夫な身体をもち、欲はなく、決して怒らず、いつも静かに笑っている……。

そういう風に私もなりたいと心から思っていますし、多くの方々とその大切な人がマインドフルで幸せな日々を、これからずっと過ごせることを心から祈っています。

藤井英雄

著者プロフィール

藤井英雄 Hideo Fujii

精神科医。作家。

1957年、神戸生まれ。1982年鹿児島大学医学部卒業。2011年、心のトリセツ研究所を設立。日本キネシオロジー学院 顧問。

メールマガジン「7日間でマインドフルネスがわかる!」を通じて、心理学・東洋医学・氣の知識や情報をわかりやすく発信している。40年の瞑想歴、25年以上のマインドフルネス瞑想の実践から、日常生活の中で手軽にマインドフルネスを習得できる方法を提案。セミナーなどで指導、普及活動を行ってきた。そのわかりやすさと取り入れやすさに定評があり、長きにわたって多くの人のネガティブ思考による悩みを解決している。「瞑想を説く精神科医」として雑誌やテレビなどの取材も数多い。

著書には『マインドフルネスの教科書』(Clover出版)、『1日10秒 マインドフルネス』(大和書房)などがある。

公式ブログ ▶ http://ameblo.jp/cocoronotorisetsu/
公式メルマガ ▶ https://www.agentmail.jp/form/pg/1793/1/

怒《いか》りにとらわれない　マインドフルネス

2019年9月1日　第1刷発行

著　者　藤井英雄《ふじいひでお》
発行者　佐藤　靖
発行所　大和《だいわ》書房
東京都文京区関口1-33-4
電話　03-3203-4511

カバーデザイン　トサカデザイン(戸倉 巌、小酒保子)
本文デザイン　荒井雅美(トモエキコウ)
イラスト　ホリナルミ
本文印刷　厚徳社
カバー印刷　歩プロセス
製本所　小泉製本
編集担当　長谷川勝也

ISBN978-4-479-79698-5

http://www.daiwashobo.co.jp